\ 1天3分鐘 /

找回纖細腰腿的
女子深蹲操

SQUAT for GIRLS

運動科學專家
坂詰真二

楓葉社

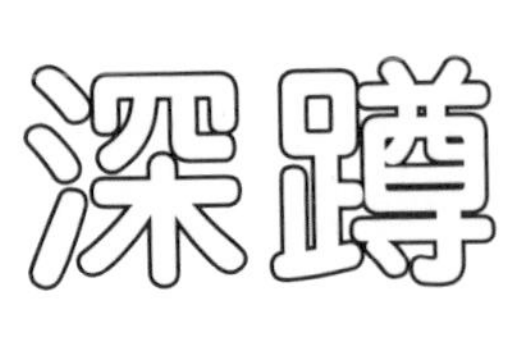

前言

要降低體脂肪就必須透過重量訓練增加能大量消耗熱量的肌肉，但是，重量訓練的種類可說是五花八門，尤其女性想要的是美麗的身體曲線，男性則是想要雄壯的肌肉，既然要努力，就該選對方法，否則就無法突顯女性特有的美麗。

因此本書介紹專為女性設計的重量訓練，讓各位女性擁有「健康、年輕、美麗」的身體。

其實要做的訓練只有一種，那就是《深蹲》。大部分的肌肉都集中在下半身，尤其女性的的肌肉都集中在下半身，而且最快隨著年紀衰退的肌肉就是下半身的肌肉。

不過，本書介紹的深蹲與大眾認知的深蹲完全不同。到目前為止，我曾教過不少女性模特兒與藝人這套深蹲，每位都說一做完就立刻有效

女性需要的重訓就只有

果。儘管這套私房深蹲訓練一天只需要三分鐘，卻能有效減少體脂肪，瘦小腹以及讓腿變細，還能讓胸部與臀部往上抬，更能改善O型腿與修飾身體曲線。順帶一提，還能消除肩膀僵硬、便祕、手腳冰冷這些好發於女性的不適症狀。

剛開始練習的幾週能有效提升基礎代謝、降低體脂肪與修飾身型，而且這套深蹲訓練也非常簡單，所以很容易持之以恆，效果當然也會越來越明顯。就當成是被騙吧，請大家務必立刻體驗一下這套深蹲訓練，親身感受一下效果。

運動科學專家 **坂詰真二**

打造女性柔美的身材曲線！

、雙腳都變瘦的究極深蹲

這是讓小腹與雙腳都變瘦，打造女性柔美曲線的究極深蹲訓練。

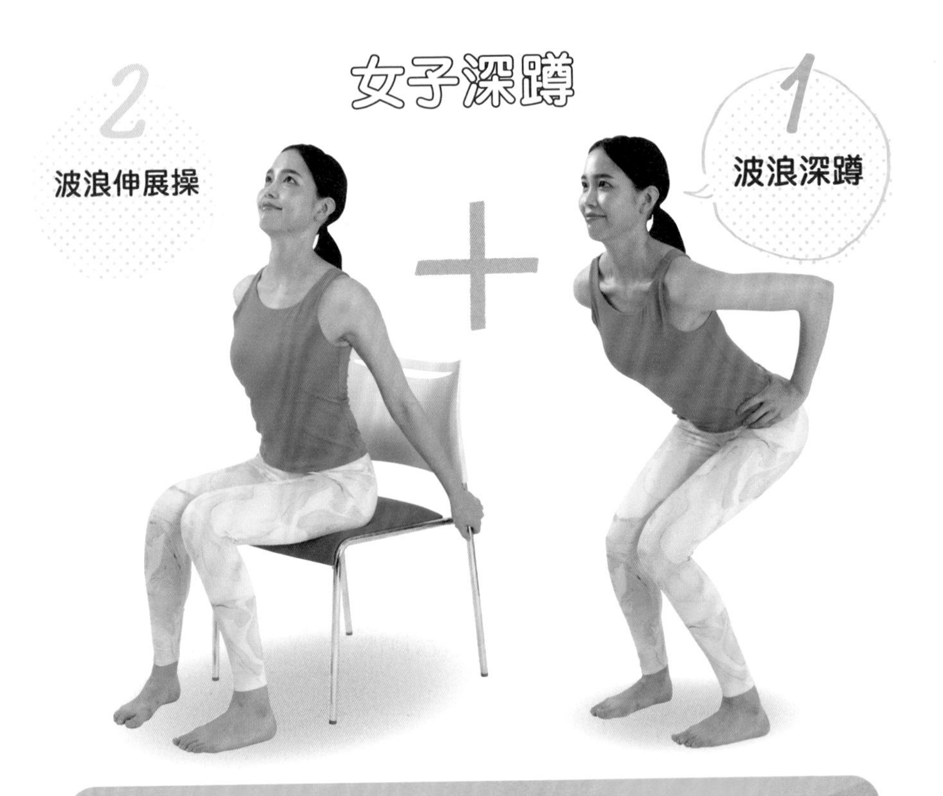

什麼是女子深蹲訓練？

就是透過深蹲來增加下半身的肌肉，並藉由伸展找回正確姿勢的究極深蹲訓練。只要讓身體的每個部位都回到原本的位置上，就能打造出凹凸有緻的身材。這是專為女性設計的深蹲訓練。

1 波浪深蹲
鍛鍊妳的肌肉！

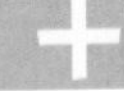

2 波浪伸展操
調整妳的姿勢！

一輩子不復胖，一天只需3分鐘，讓小腹

「深蹲會讓腿變粗」是大錯特錯的觀念！

波浪深蹲訓練的好處

提升基礎代謝率，快速燃燒脂肪！

讓小腹、雙腿及其他在意的部位全部變瘦！

一輩子不會復胖！

加速血液循環，打造前所未有的體質！

只需一種訓練，省時又實用！

×

波浪伸展操的好處

改善O型腿，讓雙腿變得修長筆直！

能讓胸部立刻往上抬！

不再駝背，整個人變得神采奕奕！

立刻就能讓腰圍變小

能讓臀部立刻變翹

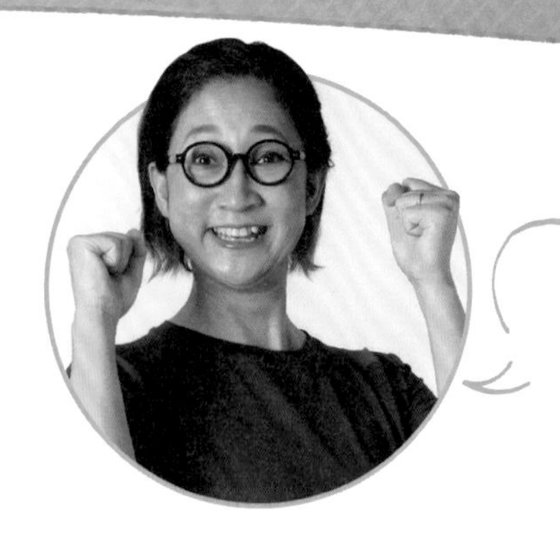

雖然這麼有分量的體型會造成教練的麻煩，
但我還是挑戰了（笑）。做了女子深蹲之
後，真的可以立刻看到身體上的變化嗎？

這是真的嗎！？

After
Before
胸部抬高
7.5cm
身高
+1.7cm
腰圍
-7.5cm
臀部抬高
2.5cm

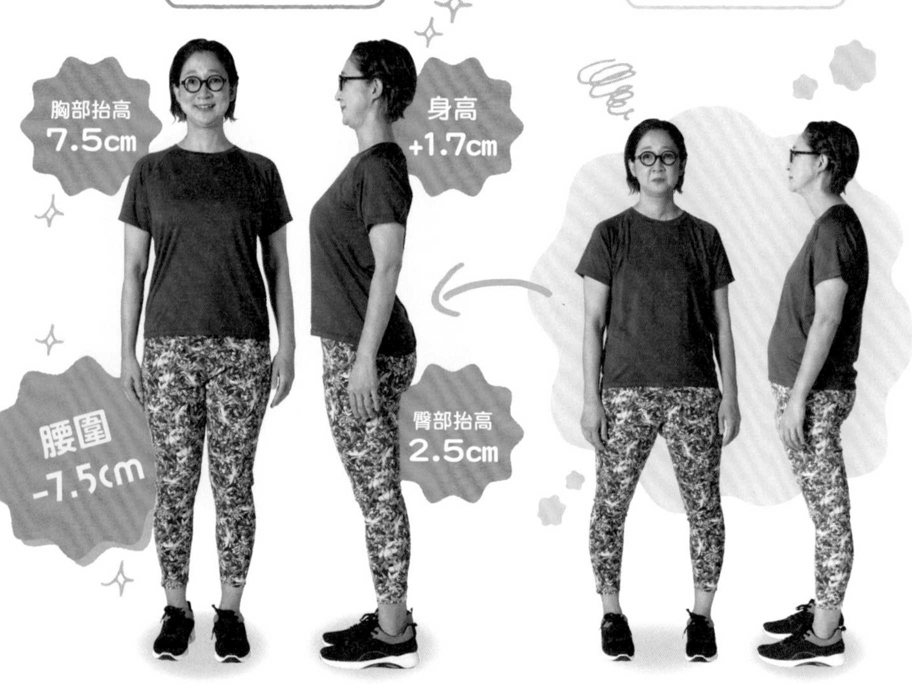

*胸部和臀部表示頂部高度的變化。

北陽 女子深蹲訓練激發了蛇川小姐的潛能！

曾在電視節目挑戰各種減肥方法的北陽・虻川美穗子小姐
加入了女子深蹲！請大家看看效果有多麼即時與驚人！

要做的只有這個！

首先是深蹲

沒關係喲，
讓大拇趾出力就好！

內八沒關係嗎？

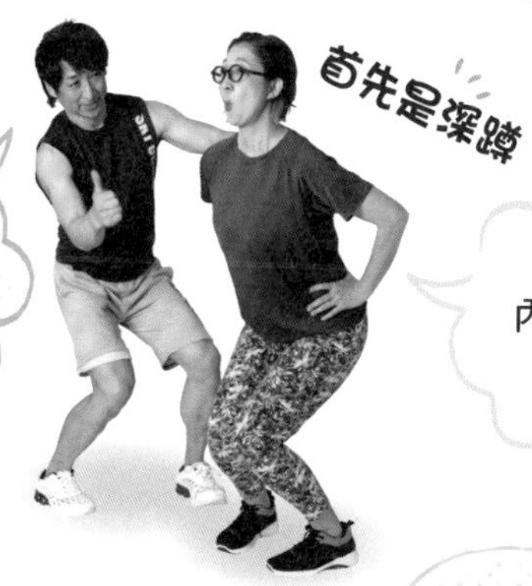

接著是伸展

我從來沒像這樣伸展過
肚子耶（哭）。

讓胸部往上抬吧，
做得很好喔！

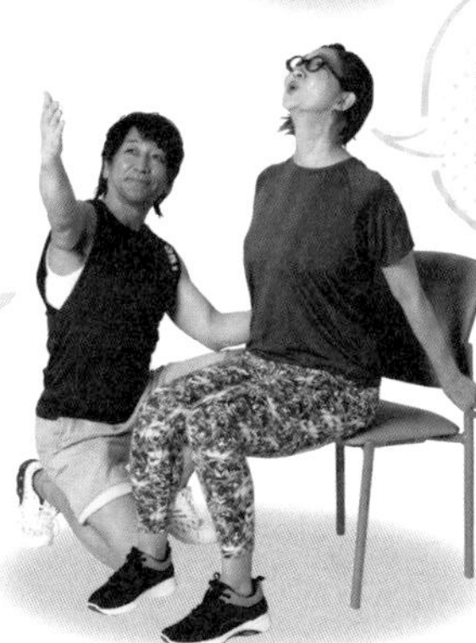

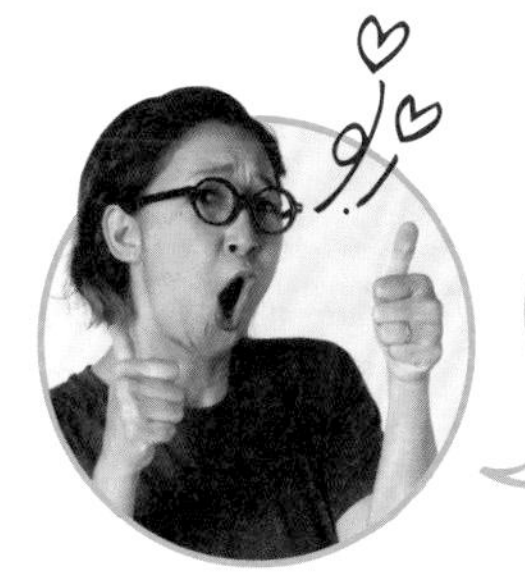

我覺得自己的姿勢好像女主播耶！
胸部與臀部往上抬這點讓我很驚訝，
沒想到還能變高！

好厲害!!

請教您對女子深蹲的感想！

只做了幾分鐘的深蹲訓練與伸展操，就覺得三圍有很大的改變。對此您有什麼想法呢？

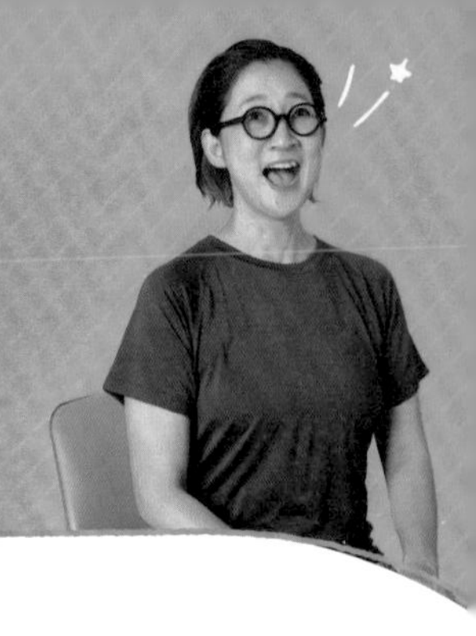

——請問您對這次的試做有什麼樣的感想？

虻川　從學生時代開始，我就一直有在練習深蹲，但今天以內收大腿的方式來做深蹲讓我很驚豔，不知道這動作用到哪些肌肉？

——主要是大腿與臀部上的肌肉。不過，如果讓重心落在小拇趾上，就無法有效地運用到這些肌肉。

虻川　所以才要讓重心落在大拇趾啊。還在念書的時候，我好羨慕那些沒在做深蹲，但動作卻很輕快的人，說不定那時候做的深蹲都沒什麼用。

——利用伸展操來調整姿勢與增加肌肉量，打造出玲瓏有致的身材。不過虻川小姐的身材本來就很好了喲。

虻川　我自己也這麼覺得，雖然沒辦法說清楚是什麼原理，但您剛剛教我的將身體重心落在腳拇趾、讓骨盆立起來的坐姿，讓我的大腿內側肌肉很有感覺！

——坐姿變得很漂亮。

虻川　我的大腿內側沒什麼肌肉，所以坐著時，雙腳都會開開的，但現在完全不會耶，真是超棒的！

——姿勢錯誤是很嚴重的問題。光做一次訓練，腰圍就可以減少7公分喲。

虻川　意思是，我之所以覺得自己胖，只是因為姿勢不良，肥肉都集中在某個區塊囉？

——腹部的容積不會改變，所以只要矯正姿勢，騰出收納內臟的空間，腹部自然就會縮進去。

虻川　現在真的縮進去了！肚子會自己出力，臀部也不會往下垂。沒想到換個地方出力，效果會這麼明顯。光是這樣就覺得自己很幸運。我一直都覺得自己的姿勢不太正確，希望接下來能找到更有曲線的體型。

這次的挑戰者是……

虻川美穗子小姐

Abukawa Mihoko

▶1974年出生，在搞笑團隊中，擔任耍笨的角色。目前育有一子，一直覺得自己的姿勢不良，也很自卑，但都沒有找到矯正的方法，沒想到在這次的課程中開了眼界！

任誰都能立刻改造身體！

長時間久坐辦公桌前的女性，務必試試這套女子深蹲訓練。
能在短時間內矯正姿勢，立刻看到身體的變化。
下一個就輪到妳試試看了！

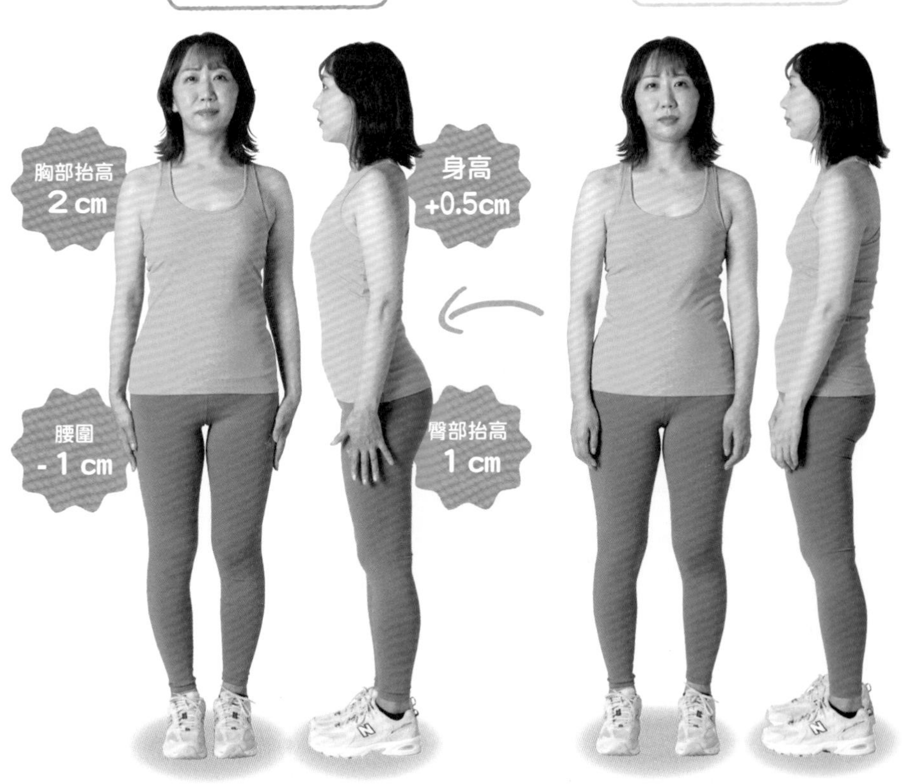

S小姐30幾歲

想矯正長期坐辦公桌所養成的不良姿勢

在學生時代曾經參加過啦啦隊，所以很在意自己的姿勢；但在進入社會後，卻養成駝背的壞習慣。沒想到能在短時間之內做出矯正，真是太讓人驚訝了！深蹲訓練與伸展操都不會太辛苦，又很簡單，所以我要繼續做，找回迷人的曲線！

Contents

※關於各種運動方式
在進行本書所介紹的各種運動方式時，若覺得身體不舒服或是孕婦（有可能已經懷孕的人）與有一些舊疾的人，請先諮詢專業醫師，在醫師的指示下練習。此外，運動的效果因人而異，還請大家諒解。若因此發生任何意外，請讀者自行負責，請恕敝社與作者不負任何責任。

※影片分享網站有時會因為網站等狀況，未預先告知就變更或移除影片；影片如為外文，恕無法提供翻譯。如有造成不便，還請見諒。

如何使用本書 How to use

PART 1

為什麼女子深蹲是
世界第一的
瘦身訓練

PART 2

充斥周遭的瘦身資訊
有可能是錯的！
這節要介紹的是
最新的減重資訊。

PART 3

深蹲的
基本要點與注意事項

PART 4

將訓練分成
基本課程與**進階**課程

閱讀方式

記載了次數、秒數與組數。
請務必跟著做。

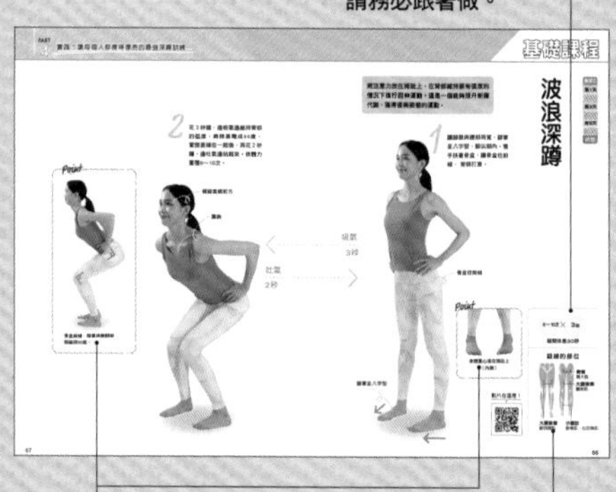

除了訓練方式外，Point與NG也是非常重要的內容。請依照正確的姿勢進行訓練。

會鍛練到的肌肉。訓練時，請將注意力放在要鍛練的肌肉上。

PART 5

除了深蹲外
還會介紹
減重的飲食技巧

PART 1

為什麼深蹲是世界第一的瘦身訓練

女子深蹲訓練的最大特徵在於：能同時矯正姿勢與提升基礎代謝率。
在短時間內，輕鬆擁有理想的身體曲線。

Lose Weight Beautiful

改善姿勢與提升基礎代謝率 利用交乘效果讓小腹與雙腿都變細

「變胖」或是「體型走樣」的原因通常有兩種。一是骨頭的位置走樣，導致駝背或姿勢不良。在這種情況下，胸部與臀部都會下垂，小腹也會突起；所以，明明體重沒什麼增加，但看起來卻變胖了。這時只需調整骨頭與關節的位置，找回正確的姿勢，就能立刻獲得改善。

另一個原因是肌肉量減少，體脂肪增加。運動不足會使肌肉變細，導致基礎代謝率下降，消化食物後所獲得的熱量就會無處可去，最終轉換成脂肪囤積於體內。

想改善這類肥胖問題、並從根本解決肥胖問題的劃時代方法，就是本書所介紹的**女子深蹲訓練**。

這種深蹲訓練很簡單，只需要透過帶有伸展概念的深蹲訓練，以及在隔天做做伸展操，以便調整身體的姿勢即可。深蹲的部分，一天大概只需要做3分鐘。伸展操的話，只需要做30秒，就能調整身體的姿勢，讓胸部與臀部往上拉提。如果持續做深蹲的話，還可能增加肌肉量，提升基礎代謝率，燃燒囤積在小腹、雙腿及全身各處的脂肪。

如果改善姿勢是第一步的話，那麼增加肌肉量，減少體脂肪就是第二步。每天做這兩大訓練，一定能得到理想的成果。

利用交乘效果
打造出美麗的體態！
利用伸展操
調整姿勢
利用深蹲
提高基礎代謝率

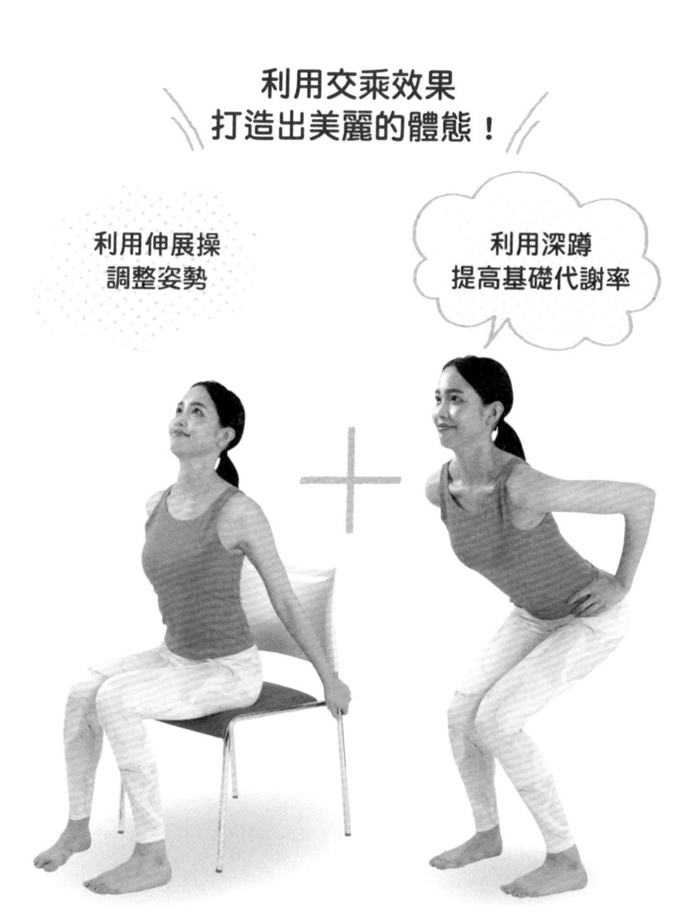

Lose Weight Beautiful

減重一定要進行重量訓練
為的是提升基礎代謝率

讓身體所消耗的熱量大於從食物獲得的熱量，是減重的不變真理。所以有些人會覺得慢跑或是做做有氧運動，就可以瘦下來；但其實運動大概只佔消耗熱量（活動身體所消耗的熱量）的三成，所以這麼做是很難看到成效的。

反觀基礎代謝所消耗的熱量卻佔了每日消耗熱量的六成。所謂的基礎代謝是指維持體溫、呼吸、內臟運作等生理機能所需的最低熱量。換言之，為了活下去，基礎代謝所消耗的熱量會遠遠多於運動消耗的。而在基礎代謝所消耗的熱量中，**有二～四成是用於肌肉上（產生熱能維持體溫）**。一般認為，每公斤肌肉的單日熱量消耗為10～20大卡。由於肌肉會不斷地消耗熱量，所以就算坐著不動，也會不斷地消耗能量。也就是說**只要肌肉量夠多，就算只是過著一般的生活，也很容易就能瘦下來。這就意味著「增加肌肉量＝脂肪減少」的公式是成立的**。

女性的肌肉有七成是集中在臀部、大腿與下半身。因為年紀漸增或是運動不足而減少的肌肉通常是下半身的肌肉；若是還執行飲食控制的話，這些肌肉就會減少得更快。所以要透過深蹲動作來鍛練下半身的肌肉，以找回年輕、緊實的體態。

一日熱量的消耗明細

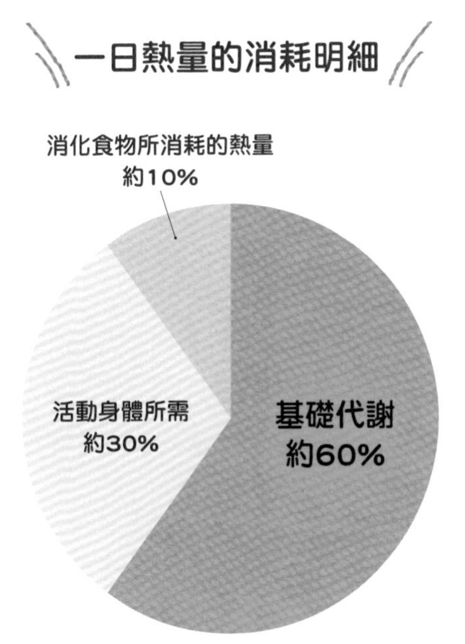

在每天的熱量消耗中，光是維持生命所消耗的基礎代謝就佔了六成。雖然因人而異，但其中約有二～四成是被肌肉消耗掉的。隨著年齡的增加，肌肉會逐漸減少，因此容易變胖。這意味著如果想要變瘦的話，就一定要透過重量訓練來增加肌肉量。

Lose Weight Beautiful

看起來又老又胖是有原因的

請大家先將視線移到左頁的女性上。可以發現這位女性的肚子往前突，被重力往下拉的胸部與臀部也變得下垂了，對吧？膝蓋是彎曲的，背部也是彎的，頭部還往前突出，視線則是望向地面。大家是不是覺得她看起來比實際年齡還老嗎？這其實是典型的「姿勢錯誤」造成的，很多人都有類似的問題。

有些人或許會說：「我才不會這樣站著咧！」的確，在面對上司或是約會時，通常都會讓身體挺直才對；但在搭捷運回家，或是在超市排隊等待結帳時，又或是做完家事、工作時，你還能挺直身體嗎？**許多女性在放鬆時，所擺出的姿勢都不太正確，且人數遠比想像的多**。

「胸部與臀部的位置比幾年前低了不少」「腰圍大了一號」「覺得腳越變越粗」「臉越變越大」「自己好像變老」，如果你也有這些感覺，**很可能是姿勢不良的時間越來越長**所導致的。姿勢不良不僅會讓外觀變老變醜，還會讓身體出現一些毛病，所以觀察姿勢是否正確，是改造體質的第一步。

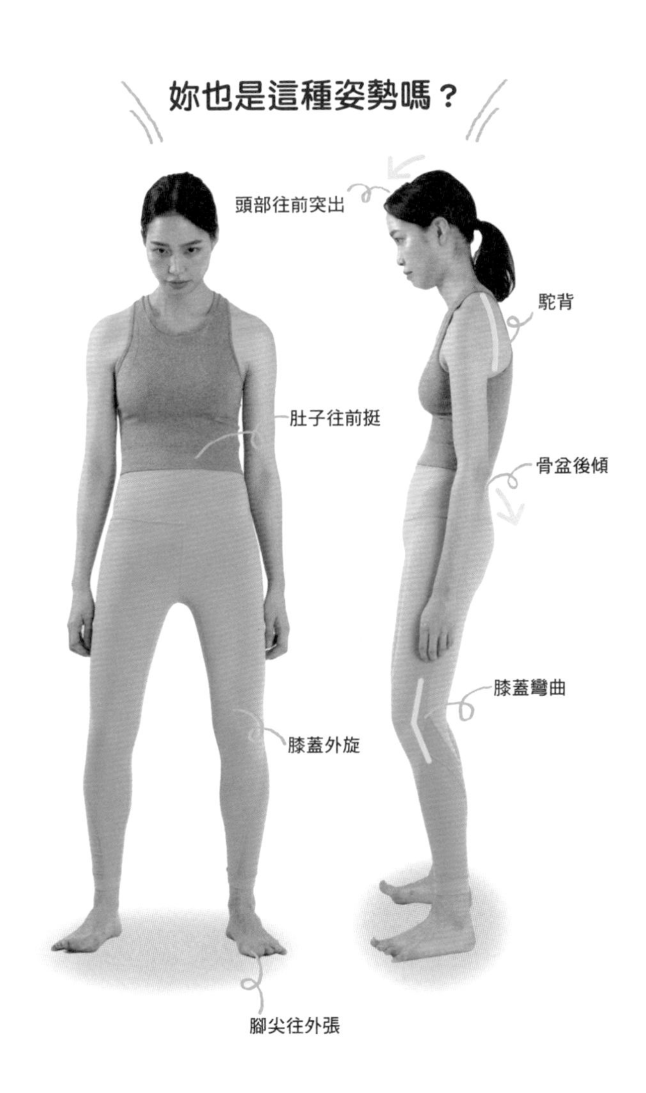

Lose Weight Beautiful

利用**波浪效果**提拉胸臀
讓**腰部**與**雙腳**都變得結實

女性不能只是一味地追求身材纖細，或是一味地增加肌肉量。**女性的美在於流線的身型，也就是所謂的玲瓏有緻**。上提的胸部與臀部、結實的腰部，修長筆直的雙腿，這就是理想的身材。要想擁有這樣的身材，可以實踐本書所介紹的「波浪深蹲」與「波浪伸展操」。

波浪深蹲與波浪伸展操能藉由腳尖朝內，讓身體重心落在腳掌內側，以改善O型腿，使雙腳變得更加修長筆直，骨盆也更容易保持在正確的位置上。此時若是挺胸，就能解決駝背的問題，創造出提臀、提胸的雙重效果，腰部的曲線也會變得更加迷人。

理論上，只需要連續做四週，每天輪流做波浪深蹲與波浪伸展操，應該就能立刻感受到身體在曲線上的變化。持續一週後，身體的曲線就會有所改善，而且呼吸與手腳處的血液循環也會變得更順暢。繼續練習的話，還能增加肌肉量，減少體脂肪，一步步地邁向理想的體態。

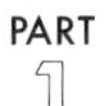

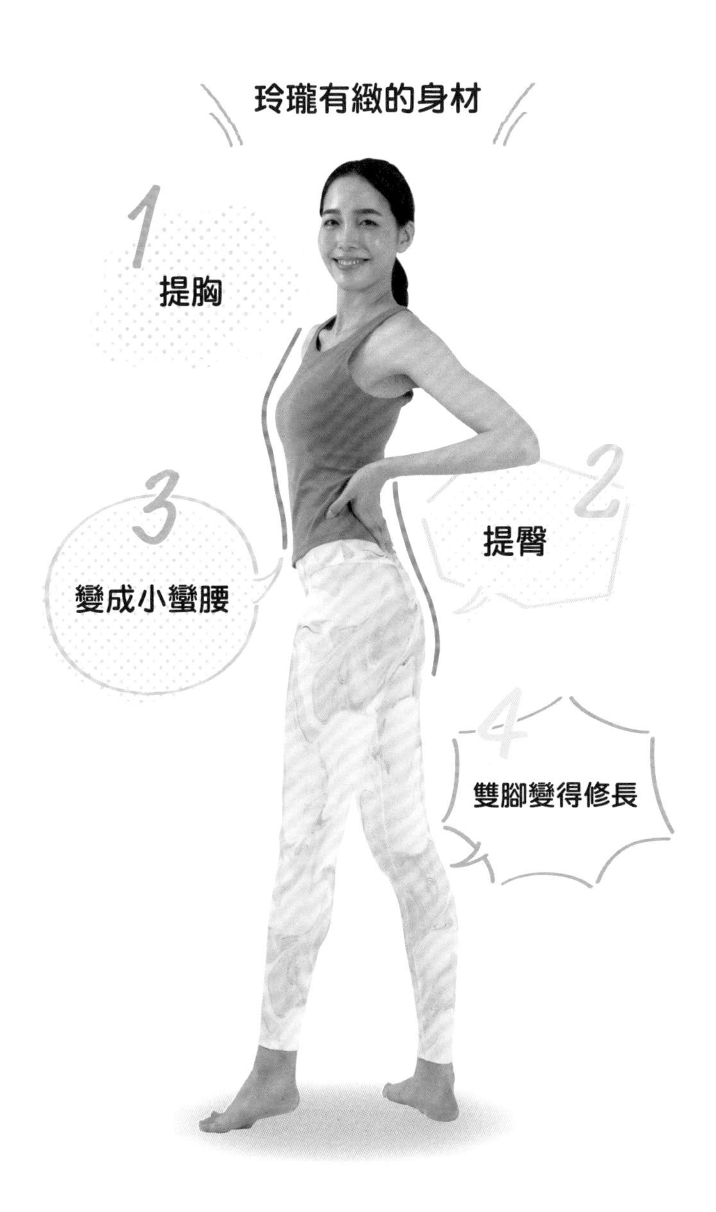
玲瓏有緻的身材
1
提胸
2
提臀
3
變成小蠻腰
4
雙腳變得修長

Lose Weight Beautiful

肚子、臀部、大腿內側的彈性是雕塑身材的關鍵

當你專注於辦公桌前打電腦或低頭看手機時，不妨往下看看自己的肚子。大部分的人應該都是肚子後縮的拱背姿勢。這時骨盆會呈現什麼角度呢？應該都是往後傾的才對。這種臀部貼在椅子上的姿勢會讓骨盆往後傾。因此，調整骨盆位置，讓坐姿回到以坐骨來支撐體重的中立姿勢就變得非常重要。

當腹部肌肉收縮時，收納內臟的空間就會變少，使腹部往外突；而後傾的骨盆會讓臀部與大腿內側的肌肉變得緊繃，使骨盆很難立起來。如此一來，脊椎就會失去應有的弧度，姿勢就在不知不覺中走樣了。**現代人坐在椅子上的時間特別久，容易讓肚子、臀部與大腿內側的肌肉變得緊繃。深蹲訓練的第一個目標就是伸展肌肉，找回這些肌肉的彈性。**

除了矯正姿勢之外，保持肌肉彈性還能讓我們在重覆做某些動作時，不那麼容易疲勞。當疲勞感降低時，就能更多地進行家事、購物、上班上學這些日常活動，以消耗更多的熱量，讓體脂肪跟著減少了。

應該保持彈性的肌肉

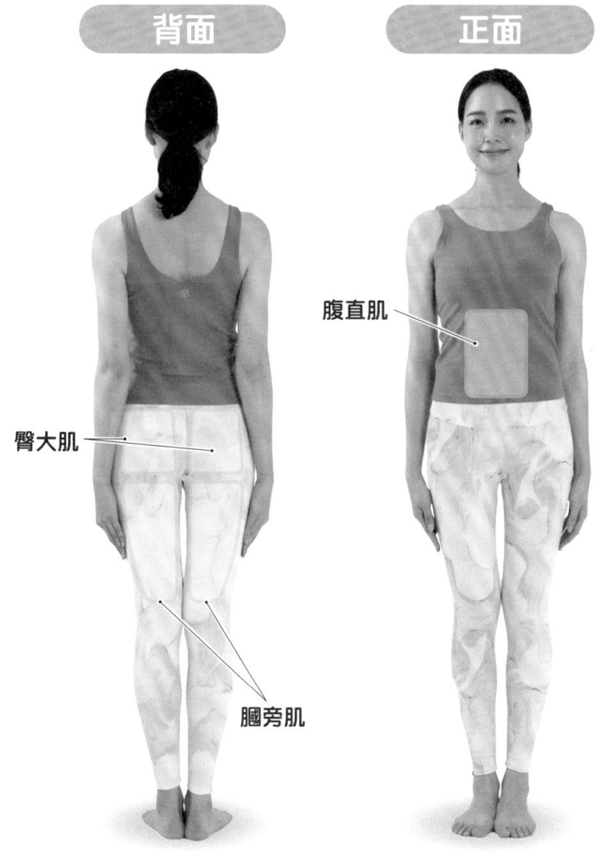

背面

臀大肌

膕旁肌

正面

腹直肌

常做伸展操可以維持美麗的姿勢，
打造出不易疲勞的體質。

Lose Weight Beautiful

美麗的姿勢來自「八字腳」

「立起骨盆，端正姿勢」，應該很少人能在聽到這句話後，立刻做到吧。不過，只要練習本書所介紹的深蹲訓練，任誰都能快速、輕鬆地調整出姿勢。其中**最大的重點就是——腳尖往內靠，低頭望下看就是雙腳呈現「八」的樣子**。真的就只有這個重點。

腳掌外緣與地板越密合，身體就越穩定，所以「外八」通常會比「內八」更穩定。這也是**許多人在站立時，會不自覺地拉開雙腿的距離，讓腳尖朝外，將身體的重心放在小趾上**。這種站姿能讓腳掌的外緣更加貼合地面，藉著膝蓋與韌帶的幫忙撐住身體，便能很輕鬆地站著。

若一直採用這種站姿，骨盆就很難立起來，背部也很難打直。骨盆一旦後傾，臀部與大腿內側的肌肉就會變得緊繃，背部也會因此而拱起來，腹部肌肉也跟著變緊了。

因此，第一步就是先從支撐身體的腳部開始矯正。請大家**縮小兩腳間**

的距離，再將腳掌轉成八字型，讓重心落在拇趾上。如此一來，膝蓋自然會打直，骨盆也會立起來，臀部跟著上抬，腹部肌肉伸展開來後，胸部也就跟著上提了。依照腳部↓骨盆↓胸部的順序來調整，就能擁有美麗的姿態。

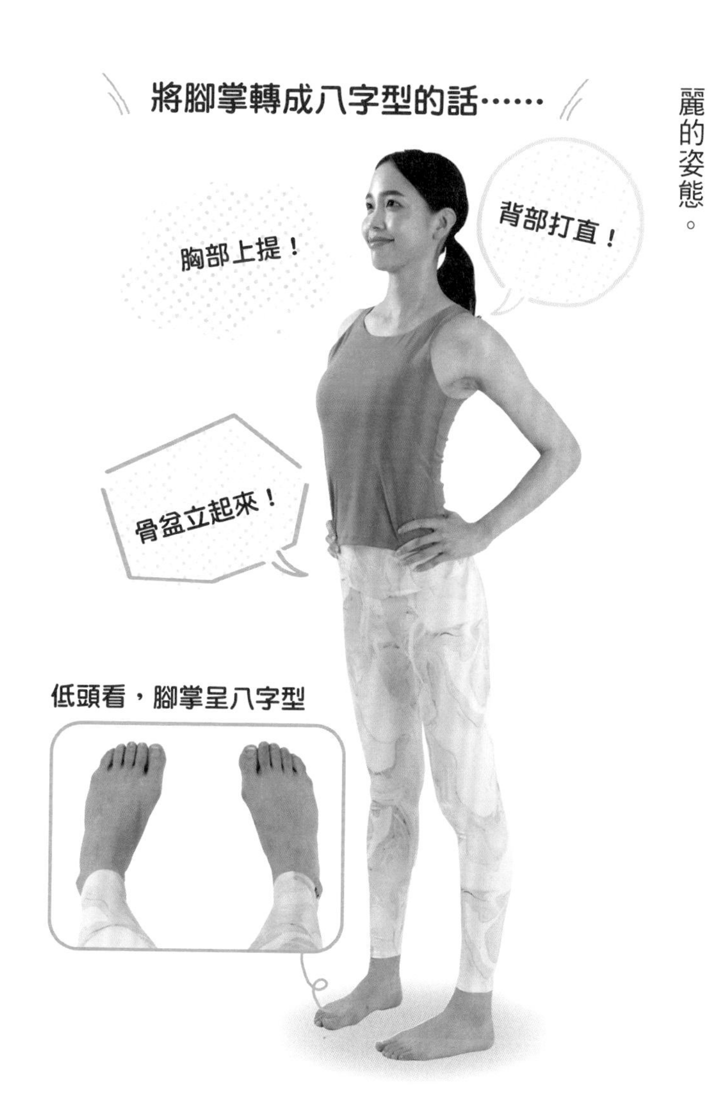

Lose Weight Beautiful

姿勢正確，身體的僵硬與疼痛也能得到舒緩

透過深蹲訓練來矯正姿勢，當下就能變得年輕、美麗。不過，這只是一時的效果，必須連續進行四週以上，身體才會記住正確的姿勢，變得輕鬆許多，像是：脖子、肩膀不再那麼僵硬了，腰痛也得到改善。

請大家回想一下自己滑手機的姿勢。是不是駝背、頭部比肩膀還要向前許多呢？如果一直維持這樣的姿勢，為了不讓頭部往前掉，脖子後方的肌肉就會變得非常緊繃。照理說，**脖子的骨頭應該是往前彎的，這樣才能撐住沉重的頭部；但當我們一直維持滑手機的姿勢時，脖子就會失去弧度，導致肌肉承受過多的負擔，而變得僵硬。**

與此同時，肩膀也會往內縮，變成圓肩的姿勢，如此一來，手臂就不容易抬高，要拿高處的東西或是動作稍微大一點，肩膀就可能會很痛。此外，頭部前傾的姿勢看起來就是駝背。此時，脊椎的前側會變得很窄，在脊椎與脊椎之間充當緩衝墊的椎間盤會被壓扁，久而久之，椎間

盤就會被向後擠出，引發劇烈的腰痛。

由此可知，**讓骨頭與關節回到正確的位置除了能讓外表變得美麗外，還能解決脖子、肩膀與腰部的毛病**，找回健康的身體。

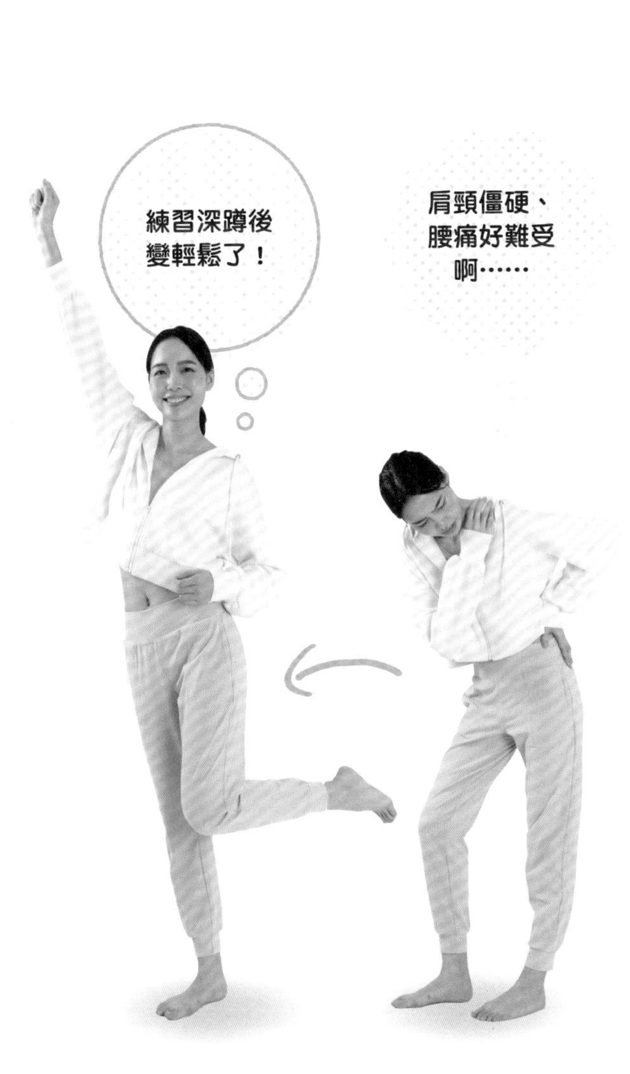

Lose Weight Beautiful

血液循環變好，就能活化腸道擁有亮麗肌膚

女性的魅力與美麗絕對不只是由五官決定，生動的表情、亮麗的肌膚也是一大要素，而深蹲能幫助大家擁有這些效果。接下來就為大家說明為什麼深蹲訓練具有這些效果。

胸部與腹部之間有一層薄薄的肌肉膜，稱為橫膈膜。每當出現駝背時，橫膈膜的位置就會往下降，導致腹部空間變小，內臟因此而受到壓迫，其中之一就是大腸。當大腸受到壓迫時，蠕動就會變慢，使排便變得不順暢。由此可知，**姿勢不良也是便祕的主因之一**。

此外，**駝背也會導致胸腔的空間變小，導致呼吸變淺，使氧氣難以送到身體的各個角落**。而為了彌補這個問題，控制身心的交感神經就會變得活潑，導致腎上腺素這種荷爾蒙過度分泌，使血管產生收縮，末梢血管中的血液循環就會變差。當位於末梢血管周遭的細胞無法得到充足的血液時，會出現什麼問題呢？答案就是：長痘痘，肌膚會變得粗糙、暗

沉，以及其他的肌膚問題。換言之，要想活化腸道機能，擁有亮麗的肌膚，就得先矯正姿勢。當腸道恢復正常運作，血液循環變順後，肌膚自然就能變得美麗，表情當然也就更有魅力了。

透過深蹲解決便祕問題、
促進血液循環、活化腸道機能、
讓肌膚變得更亮麗！

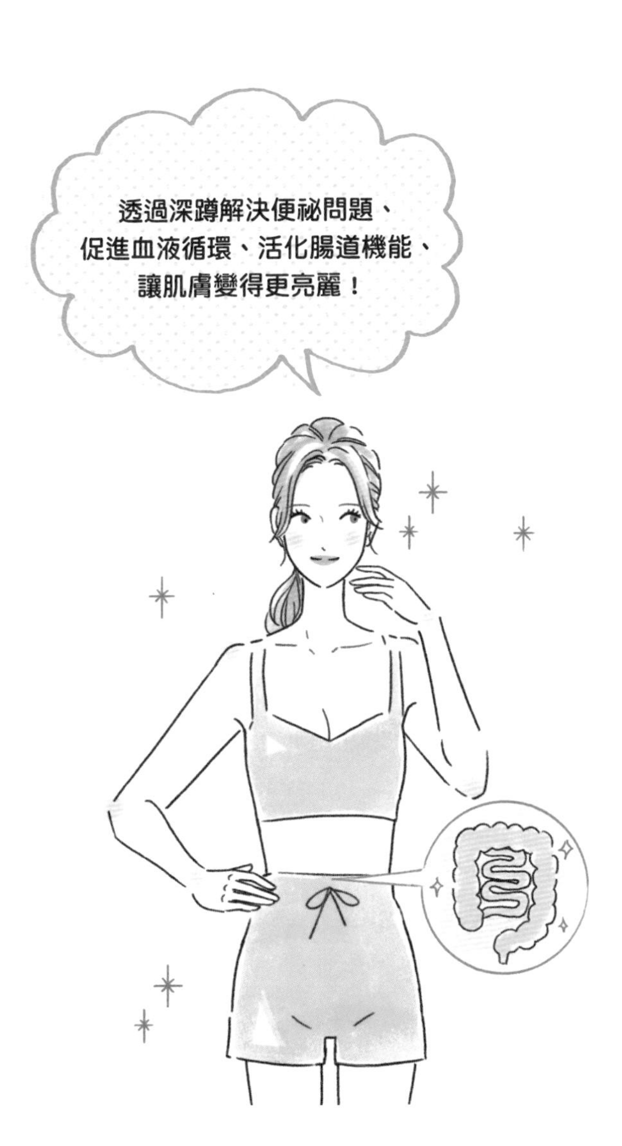

column

能否做出完美的劈腿與是否美麗無關

劈腿動作是身體柔軟度的指標之一。所謂的劈腿是指坐在地上，伸直雙腳後，讓髖關節往外盡量張開的動作。姿態優美的芭蕾舞者通常能輕鬆地讓雙腳劈成180度。不知道是不是因為有很多人覺得這個姿勢很厲害，幾年前居然出現「讓自己做出完美的180度劈腿吧！」的風潮。

老實說，就算真能劈腿劈成180度，日常生活也不會有什麼改變，因為我們平常較常做的運動方向是前後方向。比方說，從椅子站起來，走路、爬樓梯，都是讓雙腳前後移動的運動。換言之，讓腿劈成180度並沒有什麼實質上的幫助。

劈腿的確能伸展到位於大腿內側的內轉肌，但這條肌肉僵硬與否，並不會影響到我們的姿勢是否正確。要想擁有玲瓏有致又充滿活力的身材，重點在於讓「肚子、臀部與大腿內側」的肌肉保持彈性。

PART 2

減重的真相與常識

充斥於大街小巷的減重資訊真的有效嗎？若是接收了錯誤的資訊，反而會事倍功半，得不償失。就讓我們來學習最新、最正確的減重知識吧。

The Truth of the diet

錯誤的訓練方式還不如不做

流傳於社群媒體上的影片、那些曾蔚為風潮的運動……這世上真的充斥著五花八門的減重方法；但遺憾的是，這些雕塑身體的方法不一定都有運動生理學或解剖學上的佐證。

為了消除囤積在身體上的脂肪而劇烈運動，或許一時之間會覺得很痛快或是很有成就感，但那些**咬著牙做完的運動對於瘦身來說常常都會造成反效果**。咬緊牙關會讓咀嚼肌變壯，變成國字臉。久而久之，牙齒也會變得很脆弱。如果總是在運動的時候，做出很痛苦的表情，額頭、眼尾、嘴角就會出現細微的皺紋。

我們的大腦內建了遠離「痛苦」的機制。比方說，大部分的人之所以會在成為健身會員後不到一年的時間內退會，是因為大腦不想再經歷那些訓練時所產生的痛苦。話說回來，想要獲得玲瓏有緻的身材，本來就不需要像是修行般，痛苦地進行運動。

想要漂亮一輩子、想要常保青春是每位女性的共同願望，所以真正該做的是學會真正有效的運動，並讓運動變成一種習慣。就這點而言，能在短時間內學會，又容易持之以恆的「深蹲訓練」絕對是能陪伴一生的運動。

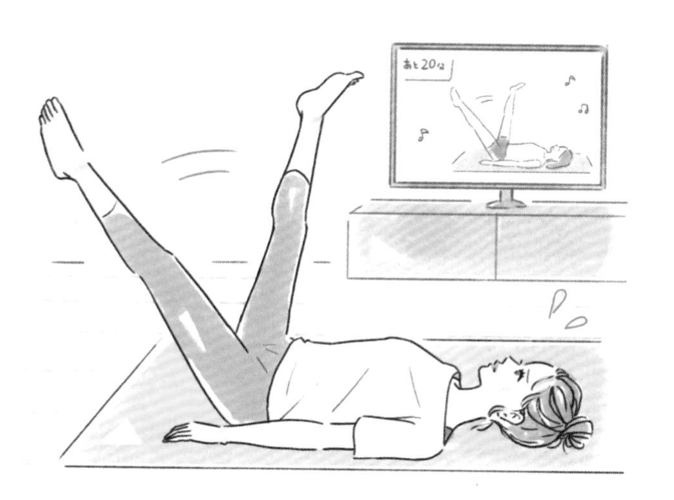

社群媒體上有許多看起來很輕鬆的運動，但這些運動不一定與運動生理學有關，就算是拼命地做，也有可能適得其反。

The Truth of the diet

重訓的次數沒有任何意義

你每天鍛鍊腹肌練100次，或是每天都去健身房運動2～3小時嗎？其實，擁有緊實的身材，並不需要過於計較訓練的次數或是時間的長短，因為要想增加肌肉量，就需要以正確的姿勢適當地刺激肌肉。

應該很少人能在做仰臥起坐時，從第一下到最後一下都維持同一個姿勢吧？最後大概都是靠其他肌肉亂用力，才勉強撐起上半身。同樣的情況也會出現在深蹲上，當你試圖做完100次深蹲時，你幾乎一定會變形成常見於摔角界的「印度式深蹲」。特別是對女性來說，在做深蹲時，需要做到腳呈八字型、骨盆挺直，以及維持挺胸的姿勢。如果訓練時姿勢崩跑掉了，那麼做這些運動就沒有什麼意義了。

重訓的目的大致分成三個，隨著目的的不同，負荷與次數也會有所不同。第一個目的是增加肌力，第二個是增加肌肉量，第三個目的則是提升肌耐力。而長時間、多次數的訓練主要是為了增加肌耐力。而**想要擁**

有結實身體的人，則需要進行增加肌肉量的訓練。因為體脂肪之所以會增加，是因為肌肉減少了。要想增加肌肉量就必須在行有餘力的狀態下，進行6～10次的重覆訓練，給予肌肉適當的刺激。

長時間訓練！
做仰臥起坐
100次！
深蹲100次！
沒必要！

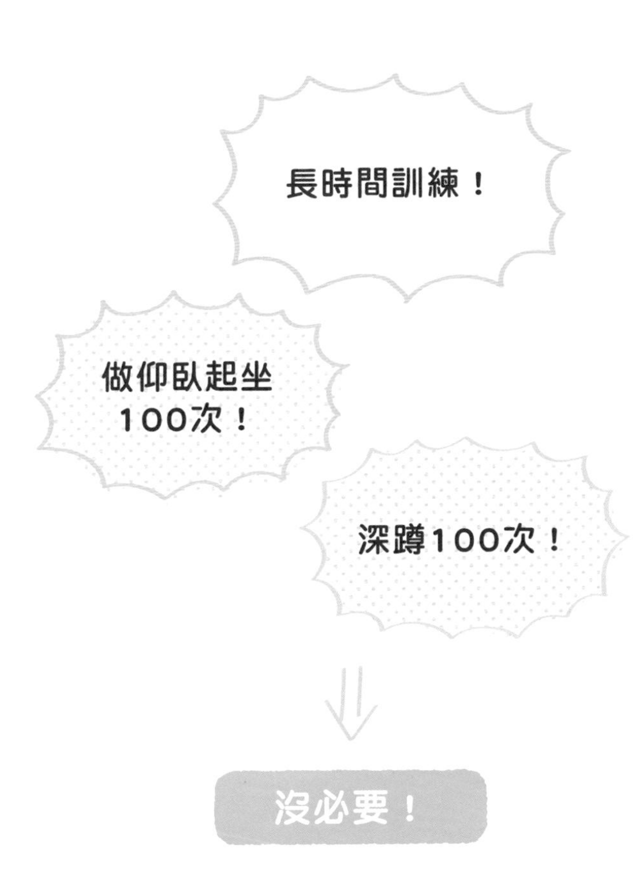

The Truth of the diet

長大後，比學生時代更容易變胖的理由

明明吃的東西都一樣，卻比年輕時更容易變胖。理由之一就是**年紀越越大，肌肉量就會越來越少，基礎代謝率也就跟著越變越低**。而且，進入社會後，生活環境的改變也是變胖的原因之一。

請大家回想一下學生時代的生活。要去不同樓層的教室時，一定是走樓梯吧？有些人也會走上十幾分鐘的路程去上學吧？而且念書時，還有體育課或是社團活動這些可以活動身體的機會。但現在的生活又如何？是不是就算只是上下一個樓層都會搭電梯？在車站或是購物中心時也都是搭手扶梯？稍微去遠一點的地方就搭計程車呢？應該很多年都沒有盡全力跑步或是跳躍，讓全身動起來了吧？

進入社會後，尤其是職位越爬越高後，活動量就比學生時代少得多，變成不太需要運動的型態，一旦退休的話，活動量更是大幅減少。所以，若還想要維持相同的飲食習慣，那當然會變胖。飲食習慣沒改變那還算是好的了，因為進入社會後，口袋裡通常會比較有錢，吃的東西也變得比較豪華，隨時都可以吃上高級牛排、壽司或是法國大餐。明明活動量減少了，但是所攝取的卡路里卻增加了，所以許多人的體重才會隨著年紀的增長而直線上升。

攝取的卡路里增加
活動量卻一直減少

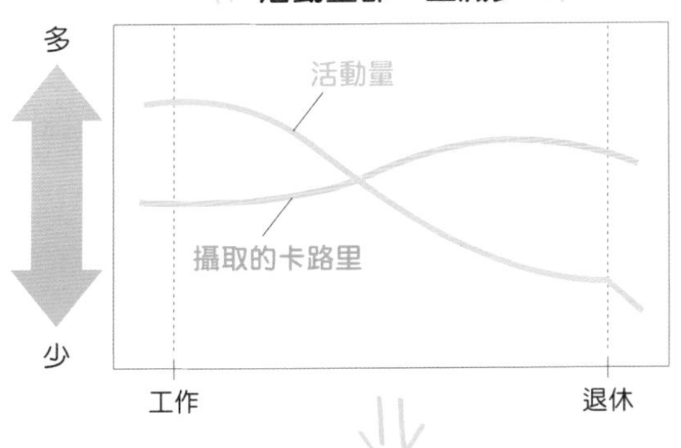

肌肉量也隨著年紀的增加而減少

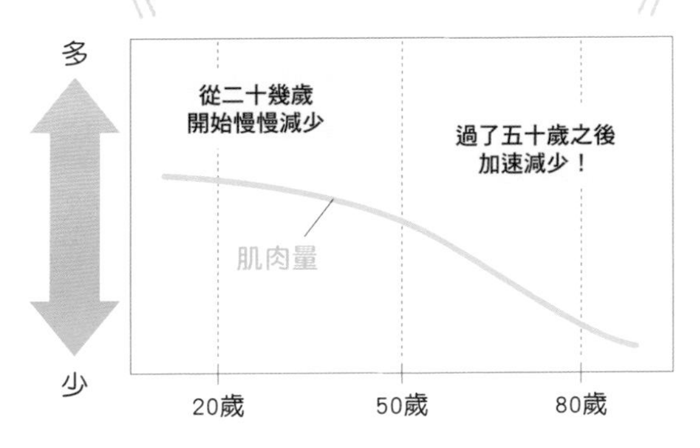

學生時代有很多運動機會，例如：走路、騎腳踏車上學，或是參加體育性社團。但是進入社會後，通常都是搭車上班，活動量不知不覺減少了，肌肉量也隨著年紀的增加而減少。

The Truth of the diet

越是討厭運動的人，深蹲的效果就越明顯

念書的時候，不是參加靜態的文化研習社，就是直接回家，從小就很不愛運動，所以**從來就不覺得有辦法自己學習重訓**，如果妳也有這種想法的話，**那妳其實是個幸運兒**。因為越是沒有運動經驗的人，重訓的效果就越明顯。

令人意外的是，有些擅長運動的人反而學不會正確的重訓姿勢，因為他們總是會潛意識地做出合理的動作。使用全身的肌肉來舉東西絕對比只使用手臂肌肉來舉更合理；因為使用的肌肉越多，負荷就越分散。但重訓卻是只利用特定肌肉來進行訓練的身體活動。這是因為**故意以不合理的動作來刺激特定肌肉（例如針對手臂的訓練），才能讓肌肉變得肥大**。

擅長運動的人一不小心就會把重訓的姿勢調整成適合自己身體的姿勢，而那些不擅長運動的人則無法讓身體做出合理的動作，因此只能照著正確的姿勢來運動，如此一來，反而比較容易練出效果。越是討厭運

動的女性，深蹲的效果越快出現。

運動經驗豐富的人

會以覺得
輕鬆的方式
來訓練
沒刺激到肌肉

缺乏運動經驗的人

能依照正確的姿
勢徹底訓練
刺激到肌肉了

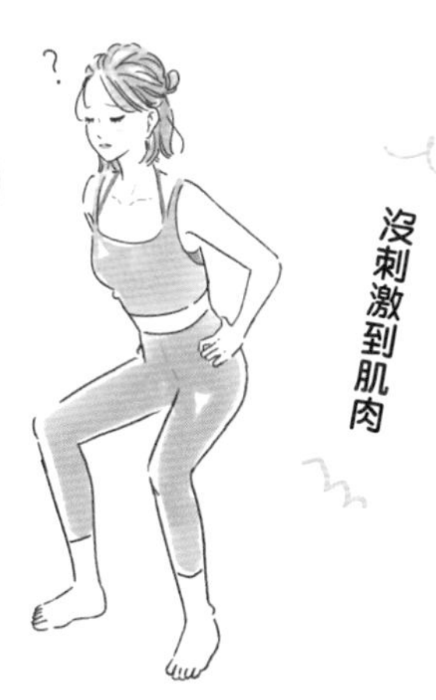

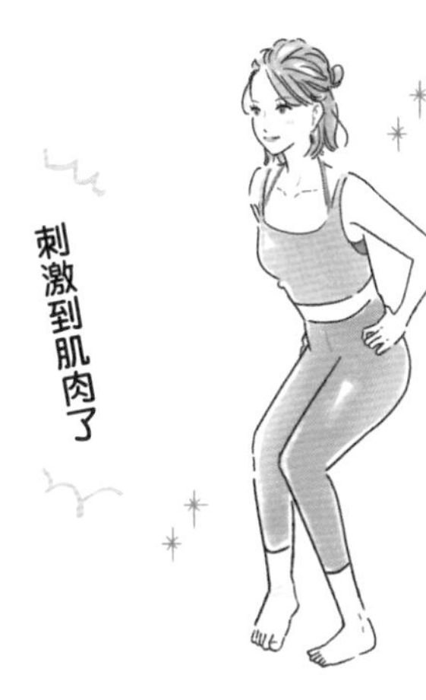

The Truth of the diet

深蹲會讓腳變粗！真的假的？

要打造出不易變胖的體質，就必須進行讓肌肉變得肥大的深蹲。聽到這裡，有些女性應該會開始擔心「要是大腿變得跟自行車選手一樣，那麼粗，那該怎麼辦？」因而出現卻步。

說真的，這種擔心是多餘的。利用自身的體重所進行的深蹲只能獲得需要的肌肉量，是沒辦法練出像自行車選手那麼粗的大腿的，自行車選手可是經過每天的嚴格訓練，才長得那麼強壯的。正因為如此，長時間以兩倍於體重的重量進行深蹲，或是盡全力騎自行車，再大量地進食，才能長出那麼壯的肌肉。**本書所介紹的深蹲都是以自身的體重來進行訓練的，所以百分之百沒辦法練出充滿肌肉的大腿**。

大部分的女性之所以看起來大腿很粗，都是因為脂肪太多了，絕對不會是肌肉太多的緣故。女性荷爾蒙會讓體脂肪囤積在小腹與大腿處，讓大腿看起來比較粗。**當妳透過深蹲練出需要的肌肉量，提升了基礎代謝**

率與消除脂肪後，雙腿當然就會變得很修長，絕對不會變得很壯。深蹲的目的只在於提高代謝與矯正姿勢，所以請大家放心地練習。

**雙腿只有在高負荷的重訓
及大量進食的情況下才會變粗！**

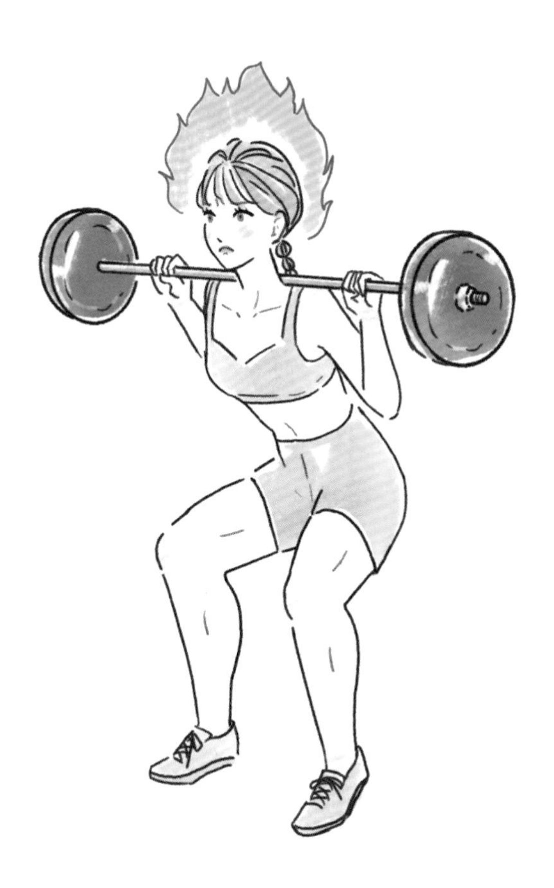

The Truth of the diet

不管再怎麼做仰臥起坐 小腹還是瘦不下去

要讓腰圍變小，就要做仰臥起坐。到現在還有不少的女性相信這套說法。其實這套說法有兩點是錯誤的：第一點是，代謝率不是因為腹肌變弱才變慢的；第二是沒辦法局部變瘦。

在此簡單說明脂肪減少的原理。想要減少脂肪，第一步要先讓脂肪細胞中的中性脂肪分解，能促進中性脂肪分解的是腎上腺素和成長激素這類荷爾蒙。運動會讓這些荷爾蒙進入血液，當這些荷爾蒙運送到脂肪細胞時，中性脂肪就會被分解，分解後的脂肪會流入血液，再被細胞當成熱量消耗掉。

被分解的中性脂肪是來自於遍佈全身的脂肪細胞，所以**就算是為了瘦小腹而不斷地鍛練腹肌，也不可能只讓肚子周圍的脂肪細胞獲得上述的荷爾蒙**。之所以會覺得肚子瘦得特別明顯，是因為每個人的肚子附近都囤積了大量的脂肪細胞。**不管是誰，全身的脂肪一定是以等比例的速度減少；所以，總量越多，分解的也就越多**。就結論而言，要讓肚子瘦下去，利用深蹲來增加下半身的肌肉量與提升基礎代謝，才是最佳捷徑。

仰臥起坐不會用到肚子上的脂肪，
也不會提高代謝率，
所以肚子瘦不下去
是必然的。

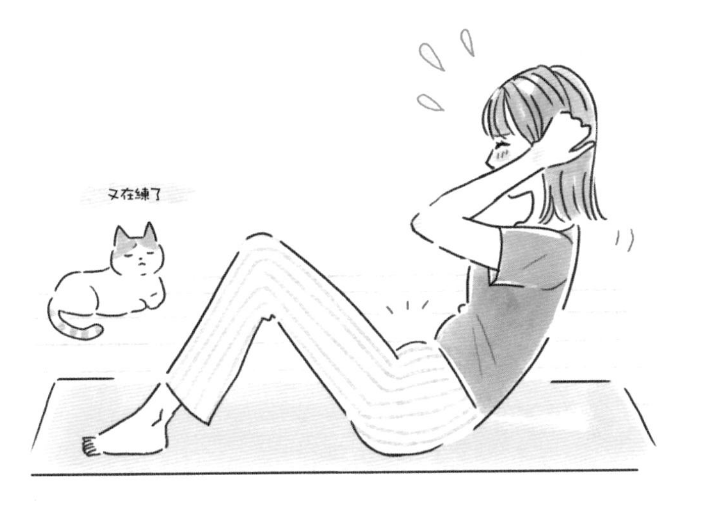

The Truth of the diet

喝水也會胖是騙人的
減重與「體質」無關

有些人很愛說自己「喝水也會胖」。明明吃得很少卻很容易發胖，吃得很多卻總是胖不起來，大部分的人都會覺得這種情況是跟「體質」有關。不過，**喝零卡路里的水是不可能增加體脂肪的**。只要沒有吃太多，就不可能變胖，但是進食量增加就一定會變胖。之所以會把一切都歸因於體質，實際上是與大腦的習性有關。

很少人知道自己一天消耗多少熱量。如果被要求寫下過去三天裡所吃下的每一樣東西，**大部分的人都會先想到印象深刻的食物，其他的就記不清楚了**。比方說，食量小的人去了平常很少去的烤肉店，吃了一大堆肉的話，通常印象都會特別深刻，還會誤以為自己是大胃王。反之，平常就習慣吃大碗飯的人，也會特別記住吃的很少的日子，然後就以為自己明明吃得很少但卻還是變胖了。這聽起來很像是在騙人對吧？但是大腦就是有這種「只記得好事情的習性」。覺得自己吃得不多卻一直變胖的人，不妨試著整理一下一整天裡到底吃了哪些食物、喝了多少飲料。

「吃很少卻變胖」的人

＝

特別記得吃不多的日子

「吃很多不胖」的人

＝

特別記得吃很多的日子

覺得自己「吃很少卻變胖」的人，其實根本不清楚自己吃了哪些東西，誤以為自己吃得很少。試著將吃下肚的東西記下來，確實了解自己是否吃太多或是常吃零食。

The Truth of the diet

不能太瘦！體脂肪低於16％會增加月經不來的風險

明明減重的資訊唾手可得，但還是有不少女性想要透過嚴格的飲食控制來進行減重。讓體重快速下降已經是落伍的減重方式了。這種減重方式不僅會減少脂肪的攝取，還會降低水分，以及肌肉、骨頭所需的各種營養素的攝取量，造成各種不適症狀和體力的下滑。如此一來，不只是「變瘦」了，還會變得「憔悴」了，當然無法變得美麗、年輕。**合理的減重速度是每週減少１％的體重，超過這個標準就代表減重過度了**。

最理想的減重方式就是盡可能地減少體脂肪，而不是減去體重。不過，體脂肪太低也很危險，因為體脂肪與女性荷爾蒙的分泌息息相關。女性荷爾蒙的主要功能就是維持適當的體脂肪，保持美麗的身體曲線，讓肌膚變得有彈性，以及讓頭髮散發光澤。如果體脂肪太低，女性荷爾蒙的分泌量就會減少，使肌膚與頭髮的狀況變差，骨密度也會下降。

對女性來說，標準的體脂肪會隨著年齡的增長而有所變化。但若是低

於20％的話，就算是「太瘦」了。要想保有美麗的曲線和緊實的身材，請以20％的體脂率為目標，且最低不要低於16％，否則月經不來的風險會變高。安全的體脂肪下降速度大概是一週減少體重的0.5～1％的水準，比方說，60公斤的女性最好一週只減少0.3～0.6公斤。

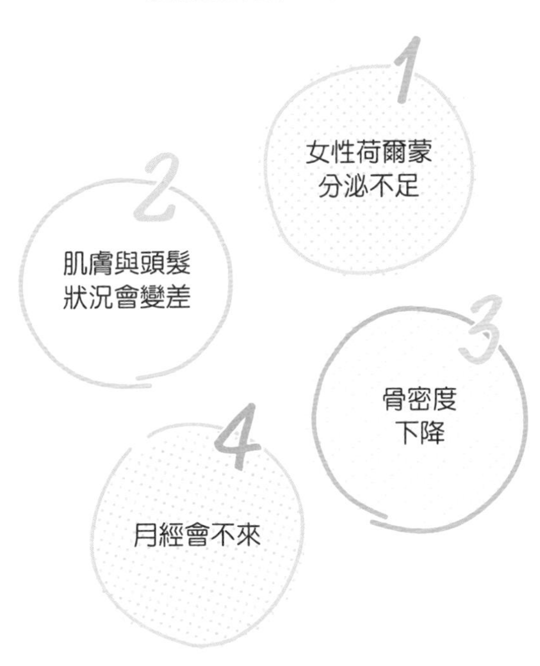

column

透過重訓與伸展操釋放壓力

對於那些一不小心就吃太多，或是動不動就吃零食，以及一看到甜點就忍不住的人，可能都累積了許多壓力。因為攝取大量的食物或是甜食，會使血糖瞬間飆升，讓大腦變得開心。有這類傾向的人，更應試試書中所介紹的深蹲訓練。如此一來，不僅能看到身體上的變化，還能感受到心態上的改變。

長期承受壓力會讓腎上腺素大量分泌，而這種荷爾蒙會讓心跳加速，使血糖上升，讓身體處於戰鬥狀態。若不試著釋放壓力，很可能就會為了撫平內心的煩躁而暴飲暴食。但通過運動是可以有效地消耗腎上腺素的。此外，伸展操還能使副交感神經變得活躍，讓身體切換成休息模式，如此一來就能釋放壓力，避免暴飲暴食或是吃下太多甜食的情況發生。

PART 3

深蹲的基本規則

再有效的方法若沒有依照規則來進行，往往會事倍功半。在活動身體前，一定要先了解訓練的方式、頻率以及速度這類基本規則。

Basic rules of Diet

深蹲是專為變瘦所設計的訓練方式

想擁有緊實的身材以及不易變胖的體質。要想達到這個目的，就應該從為數眾多的重訓方式中，選擇能完整訓練下半身的深蹲。因為，**女性的肌肉有七成集中在下半身**。負責收納心臟、腸胃以及其他內臟的上半身雖然體積很大，但其肌肉量卻比想像中來得少。

基礎代謝所消耗掉的熱量有2～4成會被肌肉用來製造熱能，而絕大部分都是由下半身的肌肉負責的。不過，上半身的肌肉不太會隨著年紀增長而減少，但下半身的肌肉卻從二十幾歲後便開始逐漸減少了。一般認為這與生活環境的改變有關，因為在進入社會之後，走路與跑步的機會比學生時代少得多。

要想打造不易變胖的體質，就必須找回不斷減少的下半身肌肉，提升基礎代謝率。所以，能讓臀部、大腿、小腿肚以及下半身其他肌肉一起活動的深蹲，便是最佳的訓練方式。而且書中除了介紹深蹲訓練外，還提供了伸展臀部、大腿內側和肚子的方法。只要伸展這些容易變得僵硬的肌肉，就能找回正確的姿勢，預防下半身肌肉減少，所以這絕對是一石二鳥的訓練方式。

因為一做就有效，所以會讓人很想繼續做下去。讓我們一起增加肌肉，減少脂肪，擁有理想的體態吧！

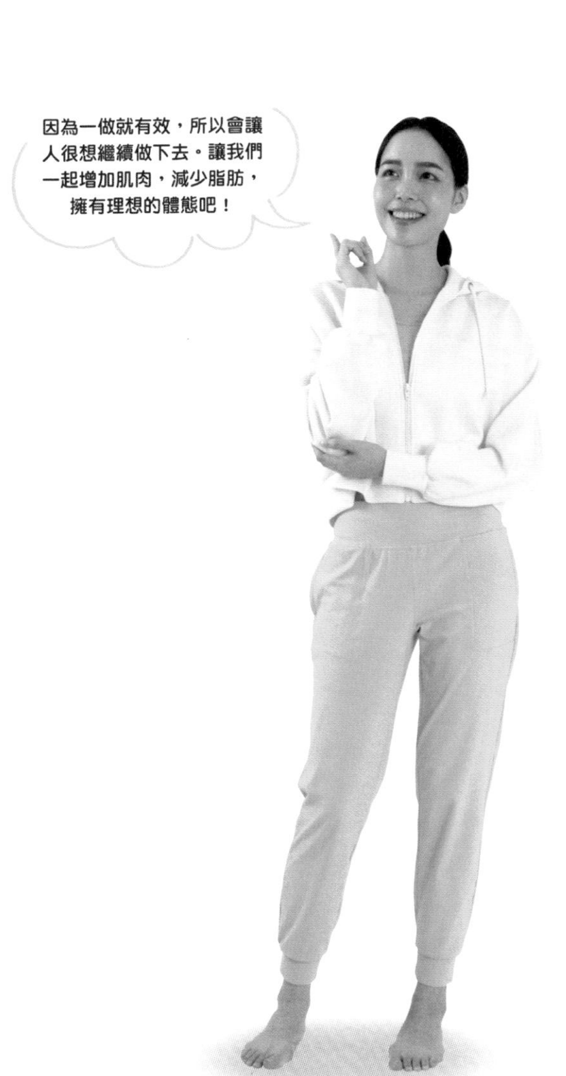

Basic rules of Diet

嚴禁亂改！正確的深蹲姿勢

重訓的基礎就是忠實地重現正確的姿勢。亂做做30次或是50次是沒辦法提升基礎代謝，也不會因此而變瘦的。重點在於，以正確的姿勢做6～10次，最好能做兩組。如果因為做太多次而導致用力過度停止呼吸的話，就可能導致血壓上升，造成血管的負擔。此外，咬緊牙關會讓臉部肌肉太過用力，而出現皺紋。

那麼該怎麼做才是正確的深蹲呢？如果之前曾做過深蹲的話，請務必先忘記那些經驗，因為**十有八九都是拉開步距，腳尖朝外的姿勢**。這種深蹲是為抬起大重量所進行的訓練，換言之，就是能撐住重量與保持平衡的姿勢。

拉開二腿間的距離、腳尖朝外都會在身體外側形成負擔，導致骨盆容易因此而後傾。**正確的深蹲姿勢恰恰相反，要縮小步距、腳尖朝內，更重要的是要讓骨盆立起來與挺胸**。請在進行深蹲時，注意雙腳、骨盆、脊椎的位置是否正確。

這種深蹲越做體態越醜！

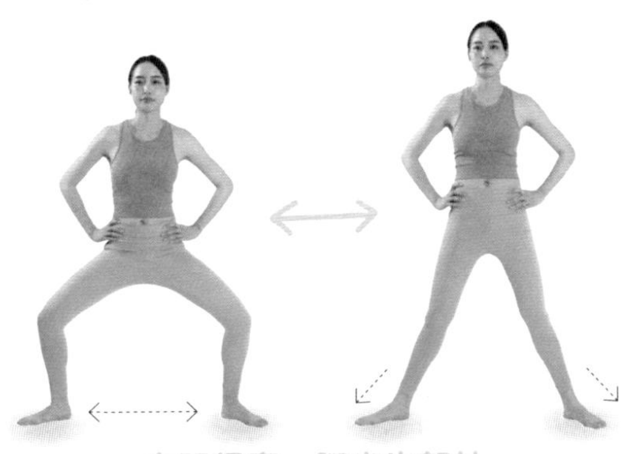

步距很寬，腳尖也朝外

容易變成O型腿，會對膝蓋造成負擔

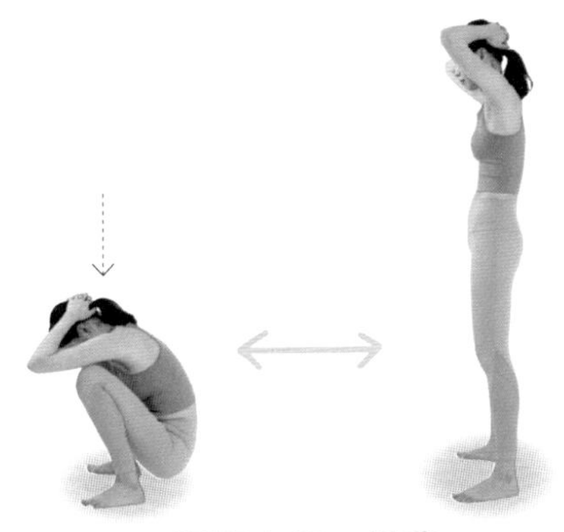

腰部太低、拱背

骨盆後傾，腰部承受太多負擔

Basic rules of Diet

不需要啞鈴或槓鈴
只需要自身的體重

每天拿著重重的啞鈴，或是扛著槓鈴做深蹲，結果反而讓臀部與大腿長出多餘的肌肉，讓臀部與大腿看起來很壯。許多女性之所以害怕出現這樣的結果，全是因為真的有這樣的例子。不過，那是以大重量來進行重訓才會出現的結果。如果真的想要練成南美洲女性那種豐滿的臀部或是蜜大腿，那就另當別論；但如果只是想要修飾身型的話，那是不需要用到啞鈴或是槓鈴的。

在進行深蹲訓練時，只需要用到自身的體重就可以了。這是因為**人體本來就是設計成走路時，能抵抗地心引力、撐住身體重量的構造**。學生時代的我們常常爬樓梯，身材也很結實，但臀部和大腿肌肉應該也沒有特別壯才對。但現在，已經習慣搭手扶梯或電梯的我們，臀部與大腿肌肉應該都流失不少了。所以，只需以自身體重為負荷來進行深蹲訓練，就能找回原有的肌肉量了。

爬樓梯與深蹲所刺激到的肌肉部位幾乎相同。**就算只是以自身體重深蹲一週，應該就會發現日常生活中的動作（像是爬樓梯）變得更輕鬆了。**

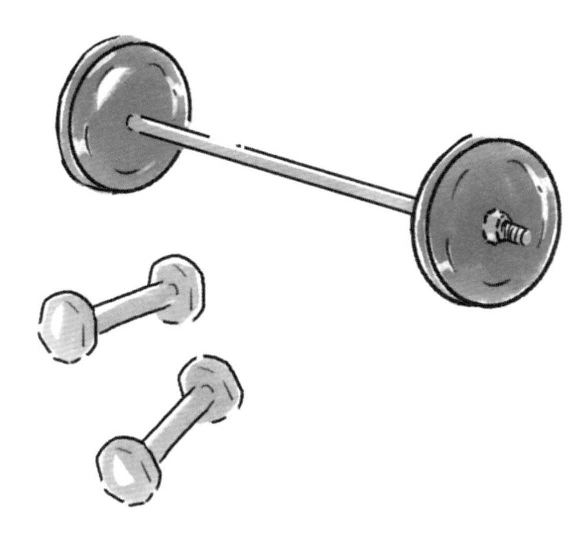

Basic rules of Diet

深蹲不能每天做！要與伸展操輪流做

做三組深蹲大概只需要三分鐘而已，所以不需要特別找時間做；只要想做，隨時都可以開始。但也不需要每天做，**做一天休一天，一週做三次就夠了。記得要在肌肉休息的日子做伸展操，以及在一週的最後一天休息。試著連續做四週**。

「這麼輕鬆的重訓真的有效嗎？」「每天做，效果比較明顯吧？」或許有些人會有這樣的疑問，但要我說的話，「**最好不要每天做重訓**」。

讓身體承受超過日常所需的負擔會讓肌肉受到些微損傷，此時的肌力會稍微下降；等到肌肉修復後再受到相同的刺激時，肌力就不會下降了。這就是所謂的「超回復」現象。一般認為肌肉大概需要48～72小時才能恢復，所以至少要休養一天，才會出現超回復現象。如果每天逼自己做重訓，那會發生什麼事情呢？答案就是肌肉會不斷地受傷，不斷地累積疲勞，肌力比重訓前更差。所以我才會說不要每天重訓比較好。

讓肌肉有時間休息，
更有效率地鍛練肌肉吧！

第1天	深蹲
第2天	伸展操
第3天	深蹲
第4天	伸展操
第5天	深蹲
第6天	伸展操
第7天	休息

Basic rules of Diet

不管是深蹲還是伸展操都要邊緩緩地呼吸邊做動作

常常在健身房或是社群媒體的影片看到波比跳這類讓肌肉高速伸縮的訓練。這種訓練是讓肌肉在短時間內承受負擔，以提升爆發力，是專門的肌肉訓練。這種訓練沒有肌肥大的效果，而且會讓關節承受更多的負擔；尤其會讓人不自覺地摒住呼吸，造成血壓上升，使血管承受過多的壓力。要讓肌肉變大，必須讓肌肉慢慢伸縮，以及增加負擔。近年來的研究顯示，慢慢降低負重，同時讓肌肉慢慢伸展，才能讓肌肉變大。

重訓時，要記得緩緩地呼吸，這算是基本原則。具體來說，就是**在將負重往上抬時，緩緩吐氣2秒；將負重往下放時，緩緩吸氣3秒**。將負重往上抬時需要出力，所以吐氣的目的是為了方便出力。**以深蹲為例，就是在彎曲膝蓋時花3秒慢慢吸氣，在站起來時，花2秒慢慢吐氣**。

做伸展操時若是閉氣，血壓一樣會飆高，也會讓肌肉變得緊繃，所以同樣要控制呼吸。記得在做動作時吐氣，在維持動作時緩緩吸氣：每個動作重複吸氣與吐氣兩次。吸吐兩次差不多就是10秒，所以重覆做三組剛剛好。

邊吸氣
邊花3秒蹲下去
邊吐氣
邊花2秒站起來

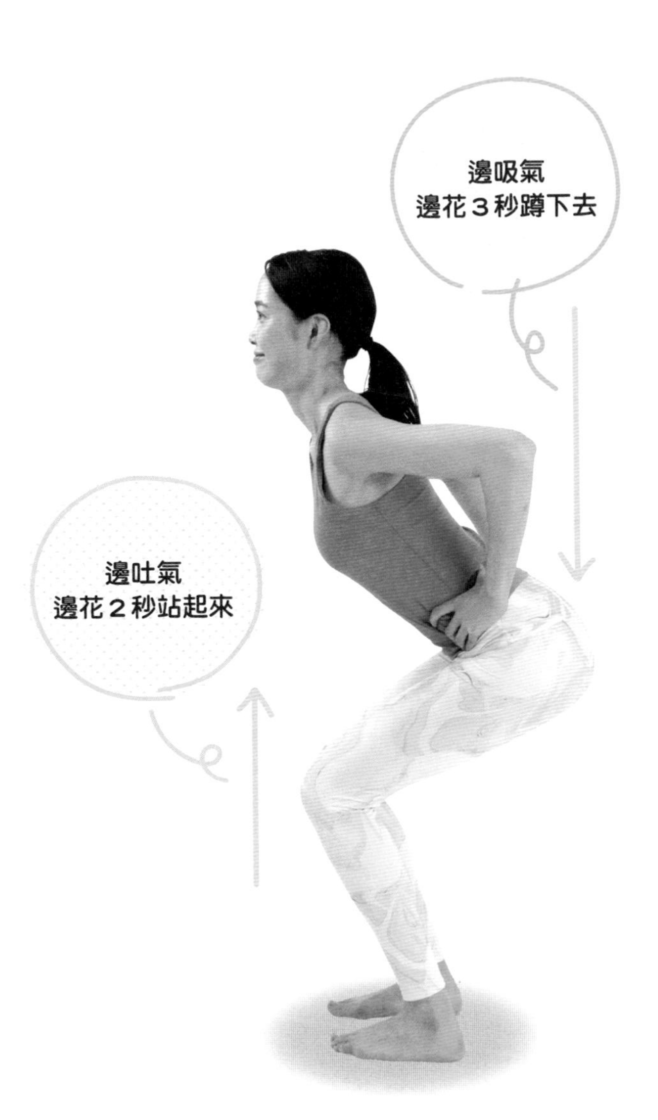

column

就算矯正了骨盆 體脂肪也不會下降

「只要矯正了骨盆，就能變得苗條！」許多昂貴的骨盆矯正器或是按摩會所到現在都還堂而皇之地如此宣傳。

如果說，骨盆不正能讓含有大量營養的體脂肪增加的話，那麼故意讓骨盆不正，應該就能解決全世界的糧食危機才對。有不少廣告都以矯正骨盆開口，讓臀部變小為訴求，但如果骨盆真的是外開的，那麼腸子豈不是會往下掉出來嗎？這聽起來實在很不符合生理學或是醫學對吧！

本書所介紹的深蹲訓練是從腳底開始，對姿勢進行調整，讓骨盆與脊椎回到正確的位置與角度。這麼做雖然沒辦法讓體脂肪立刻減少，但卻能找回美麗的身體曲線，在習慣了正確的姿勢後，在進行走路、爬樓梯這類日常生活上的動作時也會變得輕鬆，消耗的熱量也會增加。

PART 4

實踐！讓每個人都瘦得漂亮的最強深蹲訓練

接下來要介紹深蹲與伸展操的一週課程。只要連續做四週，就一定能看到改變。請大家趕快試試看，親身感受這套訓練的效果。

7 Days Squat program

先試著練習七天！兩套訓練課程的使用方法

本書準備了兩套事半功倍的**基礎課程**與**進階課程**，各位可依照自己的體力與時程來練習。

首先要請大家練習的是於七天內完成的基礎課程。**在六天之內輪流做第一種深蹲與第一種伸展操，第七天則徹底休息。光是這麼做就能發覺身體的曲線與尺寸變得不一樣了，這樣應該就會更有動力來進行身材雕塑了**。

接著就是順著這股氣勢，連續做三週，總共做四週。等動作熟悉後，肩頸應該會變得更輕鬆，排便變得更順暢，肌膚也變亮了，身體狀況與外觀都有著顯著的改變。此時可將深蹲的次數從6次慢慢增加至10次。記得，不要太勉強自己。

過了四週後，肌肉量會增加，基礎代謝率也會跟著提昇。進入減脂階段後，也就是再次選擇課程的時候了。如果覺得基礎課程還符合妳的需求，就繼續做基礎課程（例1）。如果覺得「行有餘力，想要進一步雕塑身材」的話，就可以試著做進階課程，進行第二種深蹲與伸展操。四週後，如果想稍微休息一下也可以再回到基礎課程（例2）。

依照自己的節奏 從兩套課程中選一套！

任誰都可以輕鬆完成

基礎課程（P66～69）
第1種深蹲＋第1種伸展操

波浪深蹲 ＋ 波浪伸展操

加快減脂速度

進階課程（P70～77）
第2種深蹲＋第2種伸展操

波浪分腿深蹲&
波浪俯身深蹲
＋
波浪髖旁肌伸展操&
波浪腹肌伸展操

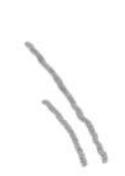

選擇課程的例子

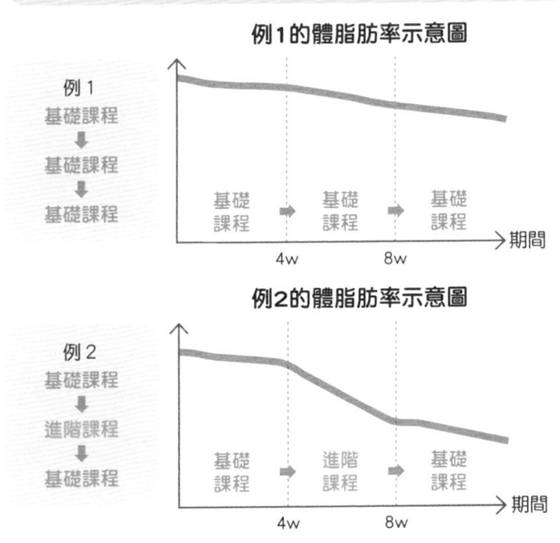

深蹲的 4週課程內容

一如p.56所介紹的，深蹲訓練必須與伸展操輪流進行，並在第七天休息。雖然只做一週也有效果，但是繼續做效果更佳。接下來要介紹如何實踐4週課程的方法，以及如何使用檢查表。通過記錄成果來確認進展，並提升執行動力。

1

輪流進行深蹲與伸展操，第七天為休息日。

休息日 « 伸展操 « 深蹲 « 伸展操 « 深蹲 « 伸展操 « 深蹲

2

複製左頁的檢查表，記錄運動與飲食的內容。

第一週	第一天
日期	／
種類／次數（秒數）、組數	深蹲 次 組
三餐是否含有主菜	○
餐點是否分成4次攝取	×
是否喝了2公升以上的水	○
是否攝取了菇類、海藻與蒟蒻	×
是否刻意減少穀類的攝取	×

填寫日期與次數

閱讀PART 5的飲食控制法，再以○或×標註項目的實踐結果。

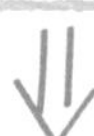

在進行四週的**基礎課程**後，若還想進一步雕塑身材的話，可以試試**進階課程**。當然也可以繼續進行**基礎課程**。左頁的檢查表適用於這兩種課程。

深蹲訓練的4週檢查表

第一週	第1天	第2天	第3天	第4天	第5天	第6天	第7天
日期	／	／	／	／	／	／	／
種類／次數（秒數）、組數	深蹲 次 組	伸展操 次 組	深蹲 次 組	伸展操 次 組	深蹲 次 組	伸展操 次 組	
三餐是否含有主菜							休息日
餐點是否分成4次攝取							
是否喝了2公升以上的水							
是否攝取了菇類、海藻與蒟蒻							
是否刻意減少穀類的攝取							

第二週	第1天	第2天	第3天	第4天	第5天	第6天	第7天
日期	／	／	／	／	／	／	／
種類／次數（秒數）、組數	深蹲 次 組	伸展操 次 組	深蹲 次 組	伸展操 次 組	深蹲 次 組	伸展操 次 組	
三餐是否含有主菜							休息日
餐點是否分成4次攝取							
是否喝了2公升以上的水							
是否攝取了菇類、海藻與蒟蒻							
是否刻意減少穀類的攝取							

第三週	第1天	第2天	第3天	第4天	第5天	第6天	第7天
日期	／	／	／	／	／	／	／
種類／次數（秒數）、組數	深蹲 次 組	伸展操 次 組	深蹲 次 組	伸展操 次 組	深蹲 次 組	伸展操 次 組	
三餐是否含有主菜							休息日
餐點是否分成4次攝取							
是否喝了2公升以上的水							
是否攝取了菇類、海藻與蒟蒻							
是否刻意減少穀類的攝取							

第四週	第1天	第2天	第3天	第4天	第5天	第6天	第7天
日期	／	／	／	／	／	／	／
種類／次數（秒數）、組數	深蹲 次 組	伸展操 次 組	深蹲 次 組	伸展操 次 組	深蹲 次 組	伸展操 次 組	
三餐是否含有主菜							休息日
餐點是否分成4次攝取							
是否喝了2公升以上的水							
是否攝取了菇類、海藻與蒟蒻							
是否刻意減少穀類的攝取							

*請影印這一頁重複使用。

波浪深蹲

實踐日
第1天
第2天
第3天
第4天
第5天
第6天
休息

將注意力放在拇趾上，在背部維持原有弧度的情況下進行屈伸運動。這是一個能夠提升新陳代謝、獲得優美姿態的運動。

1

讓腳跟與腰部同寬，腳掌呈八字型，腳尖朝內。雙手扶著骨盆，讓骨盆往前傾、 背部打直。

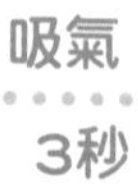

骨盆往前傾

腳掌呈八字型

Point

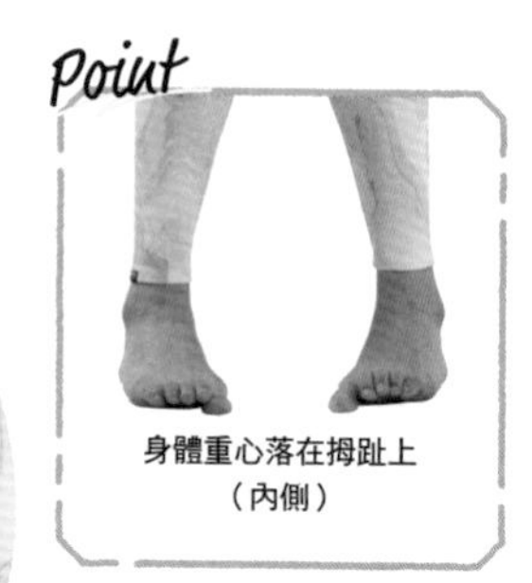

身體重心落在拇趾上
（內側）

6～10次 × 3組

組間休息30秒

鍛練的部位

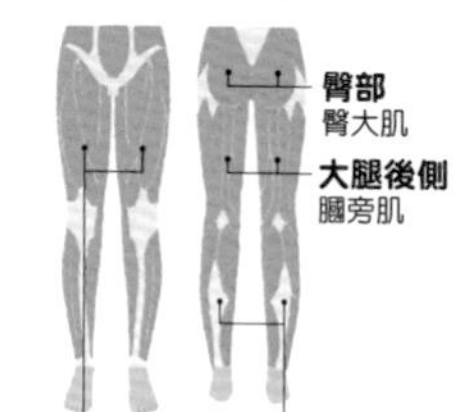

影片在這裡！

2

花 3 秒鐘，邊吸氣邊維持背部的弧度，將膝蓋彎成90度。當膝蓋碰在一起後，再花 2 秒鐘，邊吐氣邊站起來。依體力重覆6～10次。

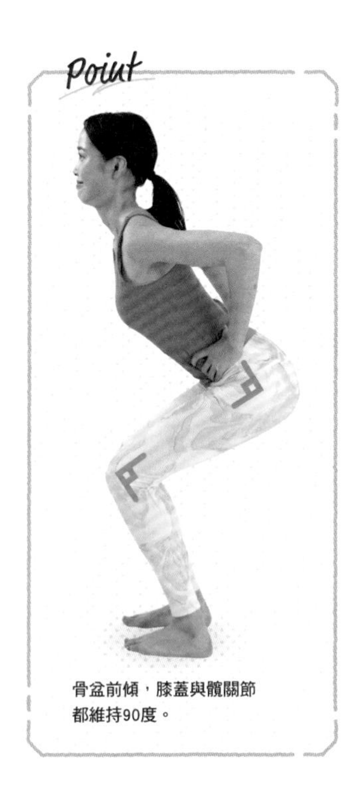

骨盆前傾，膝蓋與髖關節都維持90度。

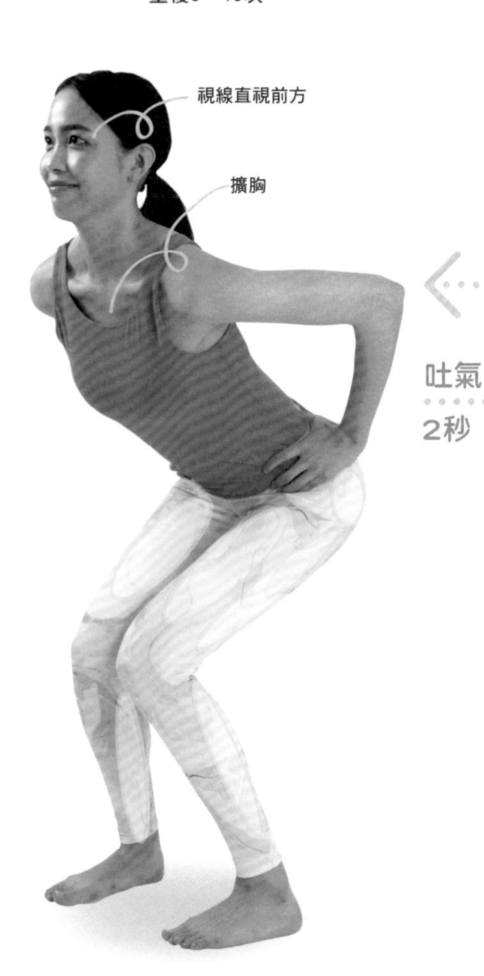

波浪伸展操

實踐日
第1天
第2天
第3天
第4天
第5天
第6天
休息

同時伸展肚子與臀部可以使腹部內縮、上提胸部與臀部，讓姿勢變得更美。這不僅能減輕肩膀和腰部的負擔，還能使呼吸變深，產生放鬆的效果。

1 找張椅子坐下來，但不要坐得太深。腳掌往內呈現八字型。雙手抓住椅背下方，讓骨盆立起來，同時打直背部。

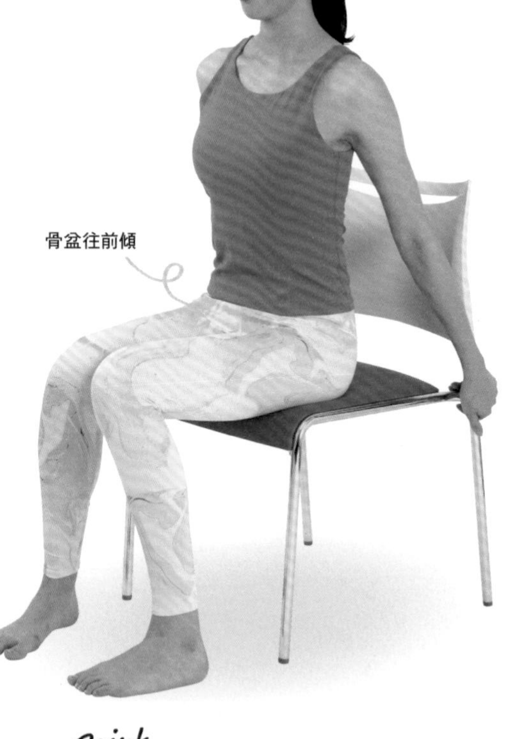

Point

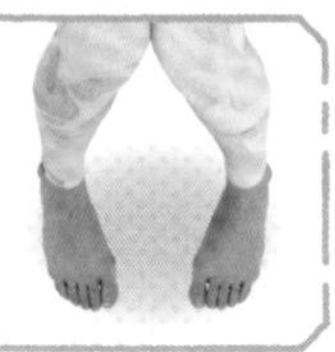

腳掌呈八字型，將體重落在內側。

10秒 × 3組

伸展的部位

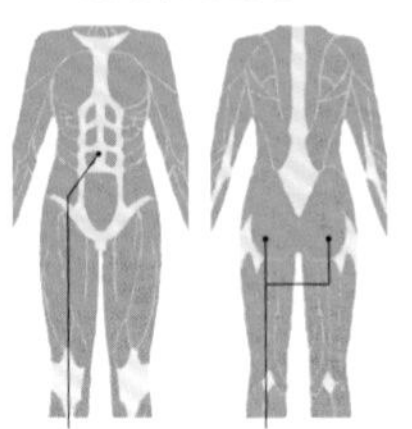

影片在這裡！

2

邊吐氣邊將臀部往後推、
上提胸部，將上抬臉部，
視線朝上看。輕鬆呼吸，
在腹部有繃緊感的位置，
維持姿勢10秒鐘。

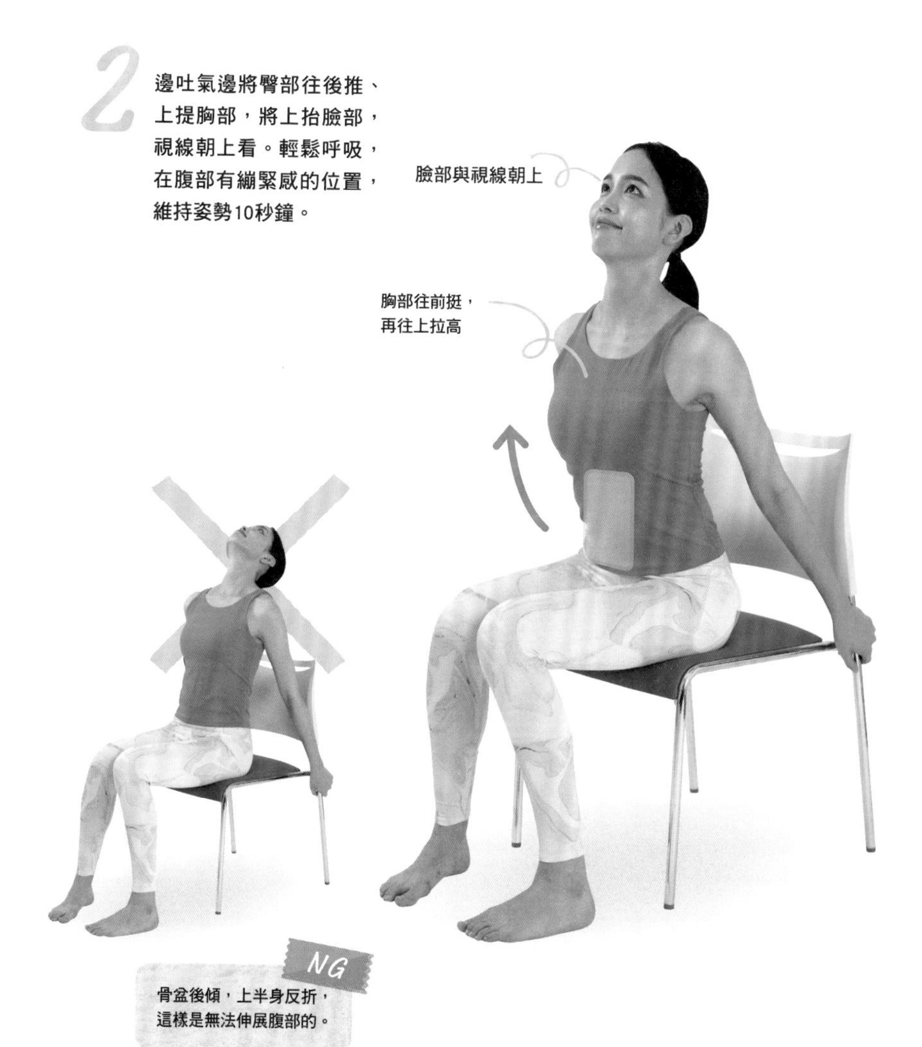

骨盆後傾，上半身反折，
這樣是無法伸展腹部的。

波浪分腿深蹲

實踐日
第1天
第2天
第3天
第4天
第5天
第6天
休息

這個動作能鍛鍊到大腿的前側肌肉，也能幫助養成正確的身體姿勢，使站立和行走的姿態變得更加優美。

1 雙腳靠攏，一隻腳往後退半步，腳跟離地，重心放在前腳上。雙手扶住髖骨，骨盆往前傾，背部打直。

吸氣
3秒

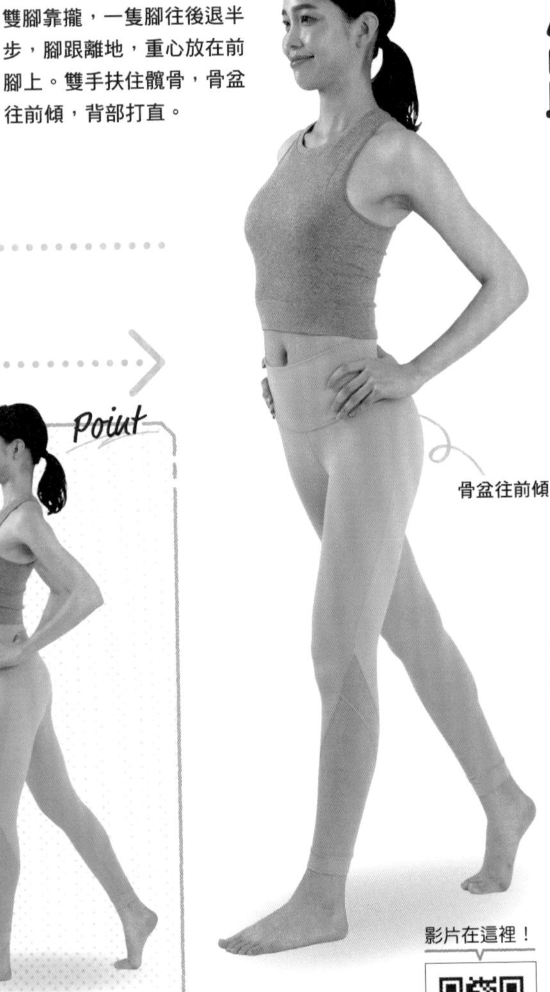

骨盆往前傾

Point

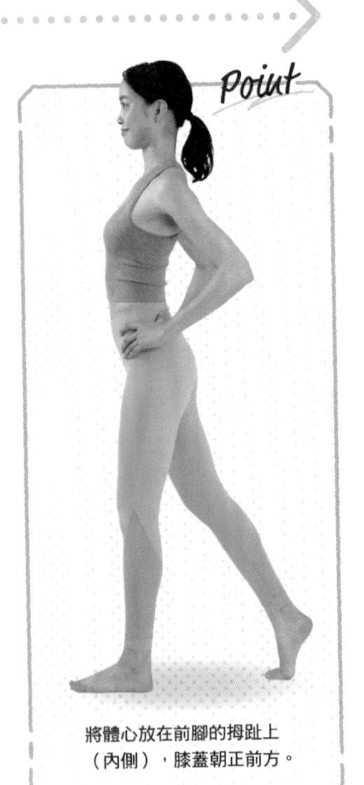

將體心放在前腳的拇趾上（內側），膝蓋朝正前方。

左右各6～10次 × 3組
休息30秒

鍛練的部位

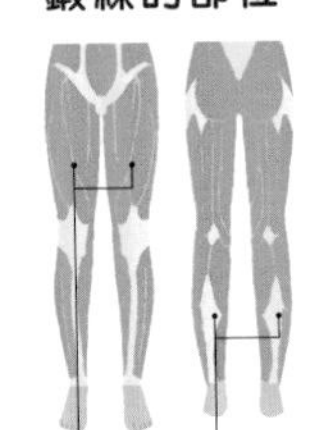

大腿前側 股四頭肌
小腿肚 腓骨肌、比目魚肌

影片在這裡！

2

花 3 秒鐘，邊吸氣邊在保持背部弧度的狀態下，彎曲膝蓋，讓身體往下沉。當膝蓋彎至90度後，緩緩吐氣用 2 秒鐘的時間站起來。視個人體力做6～10次。左右腳互換位置後，再以相同的方式訓練。

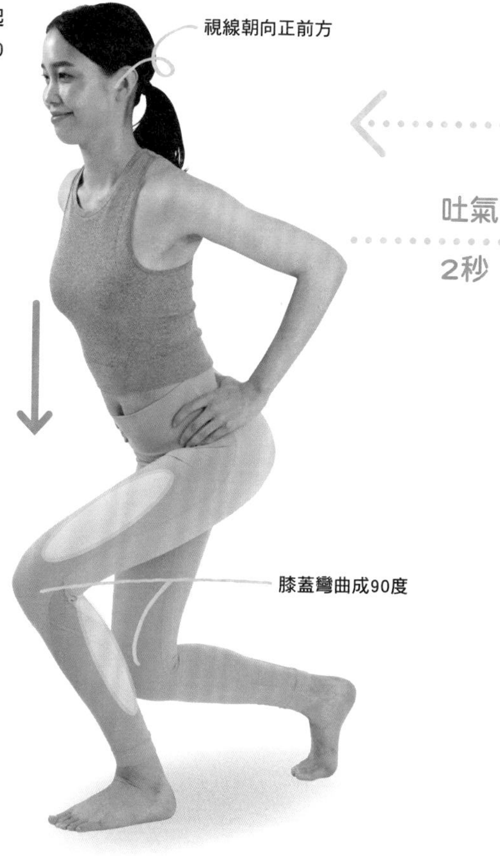

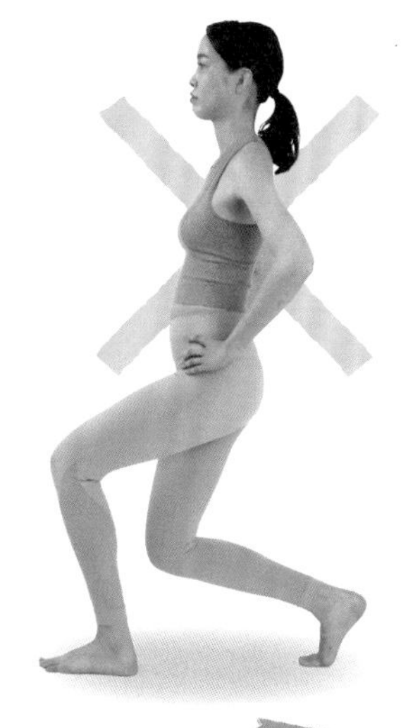

NG

骨盆後傾，就無法讓前腳承受所有的負擔。

波浪俯身深蹲

實踐日
第1天
第2天
第3天
第4天
第5天
第6天
休息

這個訓練能徹底鍛鍊到平常不太會用到的臀部與大腿後側肌肉；幫助我們正確使用髖關節，所以能減輕腰部的負擔與預防腰痛。

1 雙腳並攏後，一隻腳往後退半步，且腳尖著地。雙手扶住髖骨，讓骨盆往前傾，並打直背部。

吸氣 3秒

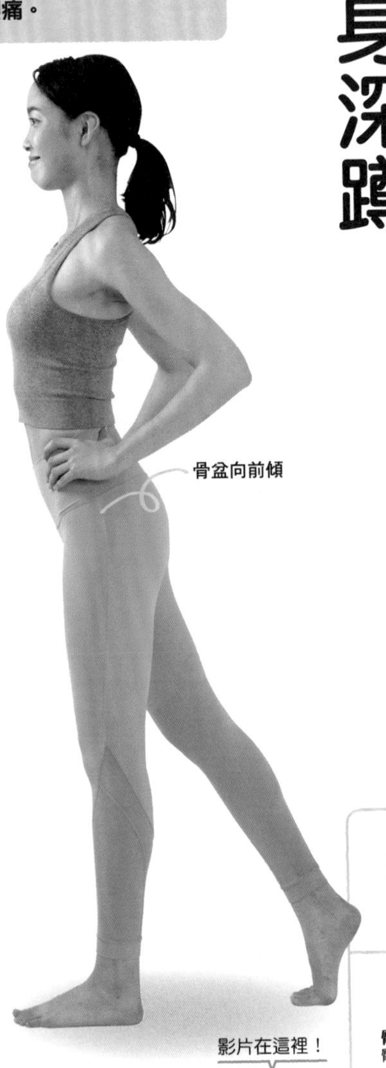

Point

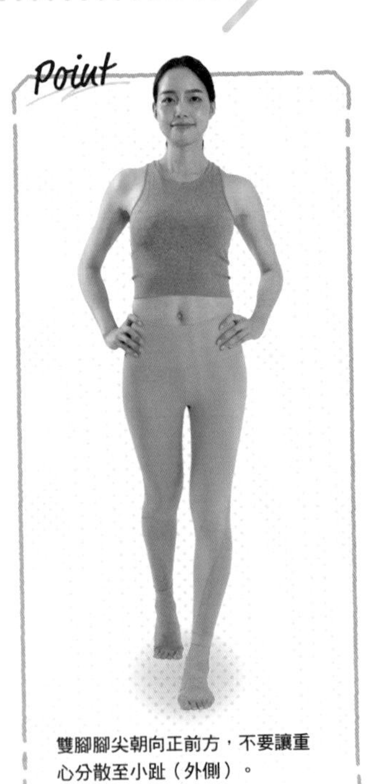

雙腳腳尖朝向正前方，不要讓重心分散至小趾（外側）。

左右各6～10次 × 3組

休息30秒

影片在這裡！

鍛鍊的部位

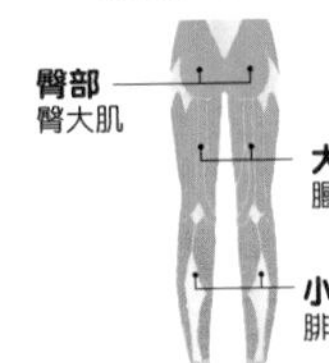

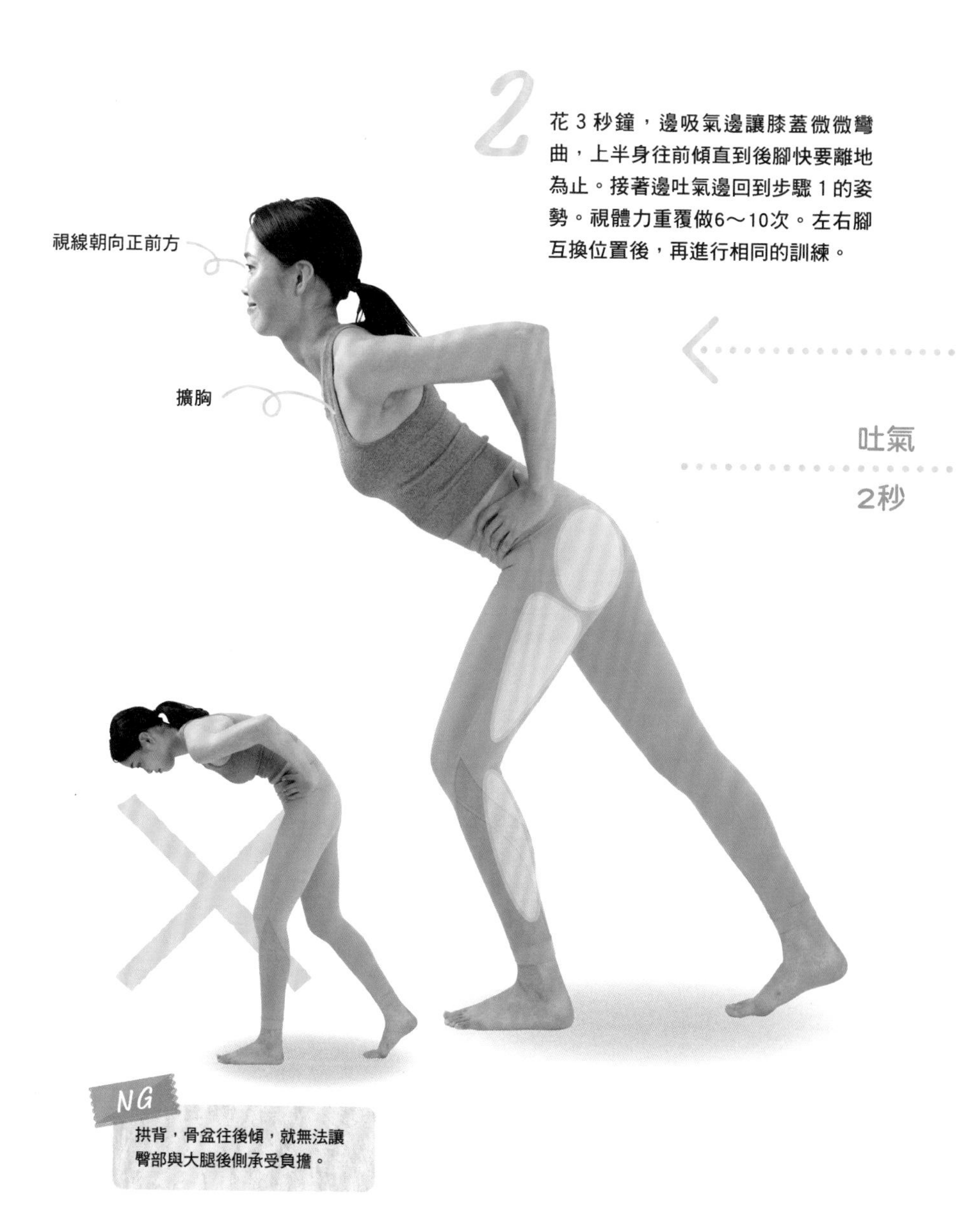
2
花 3 秒鐘，邊吸氣邊讓膝蓋微微彎曲，上半身往前傾直到後腳快要離地為止。接著邊吐氣邊回到步驟 1 的姿勢。視體力重覆做6～10次。左右腳互換位置後，再進行相同的訓練。
視線朝向正前方
擴胸
吐氣
2秒
NG
拱背，骨盆往後傾，就無法讓臀部與大腿後側承受負擔。

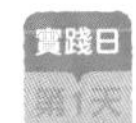

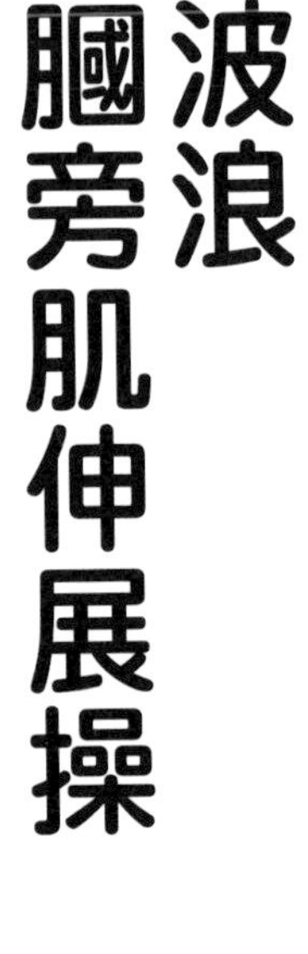

波浪膕旁肌伸展操

實踐日
第1天
第2天
第3天
第4天
第5天
第6天
休息

徹底伸展臀部與大腿後側後，骨盆就更容易立起來，臀部會提高，下腹也會內縮。肩頸痠痛與其他長時間久坐的疲勞感都會舒緩許多。

1 坐在地板上，腳跟微微外擴，腳尖靠在一起，膝蓋微微彎曲。雙手抱住大腿後側，背部打直。

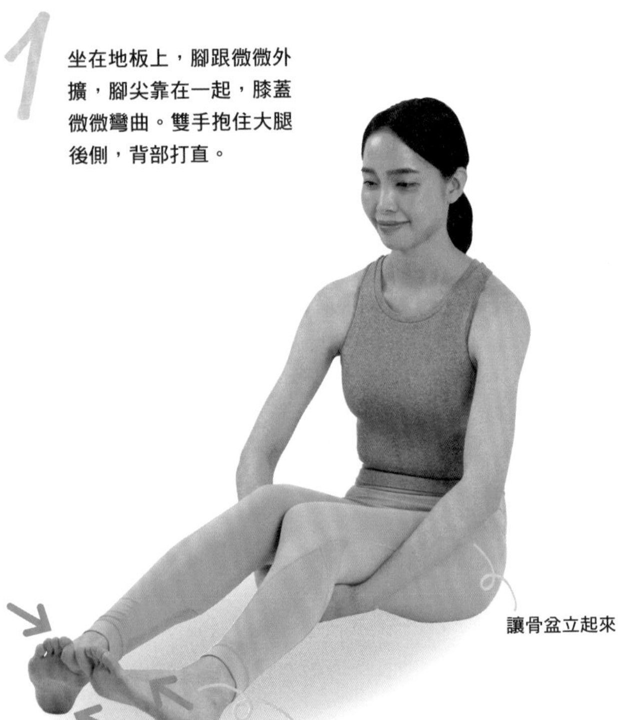

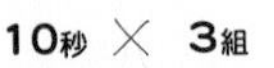

10秒 × 3組

伸展的部位

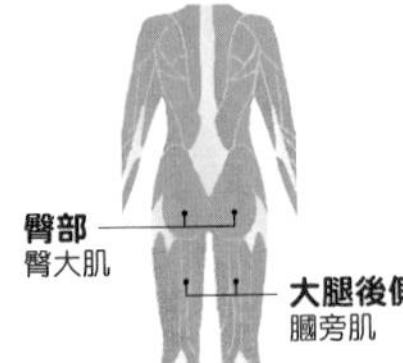

影片在這裡！

Point

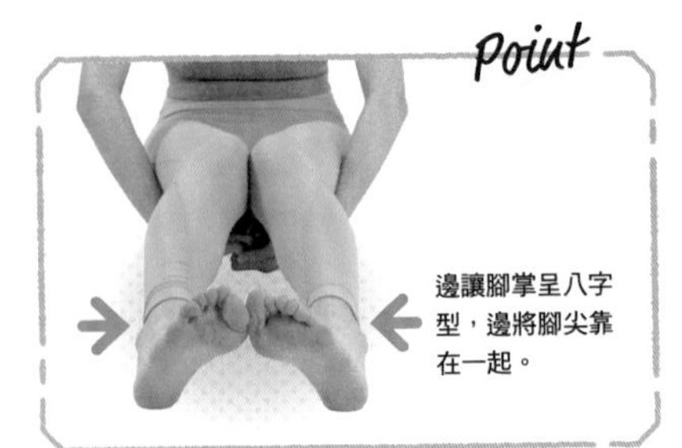

邊讓腳掌呈八字型，邊將腳尖靠在一起。

2

擴胸、雙眼直視前方、身體往前傾，直到臀部與大腿後側感覺緊緊的，再邊輕鬆呼吸，邊維持這個姿勢10秒。

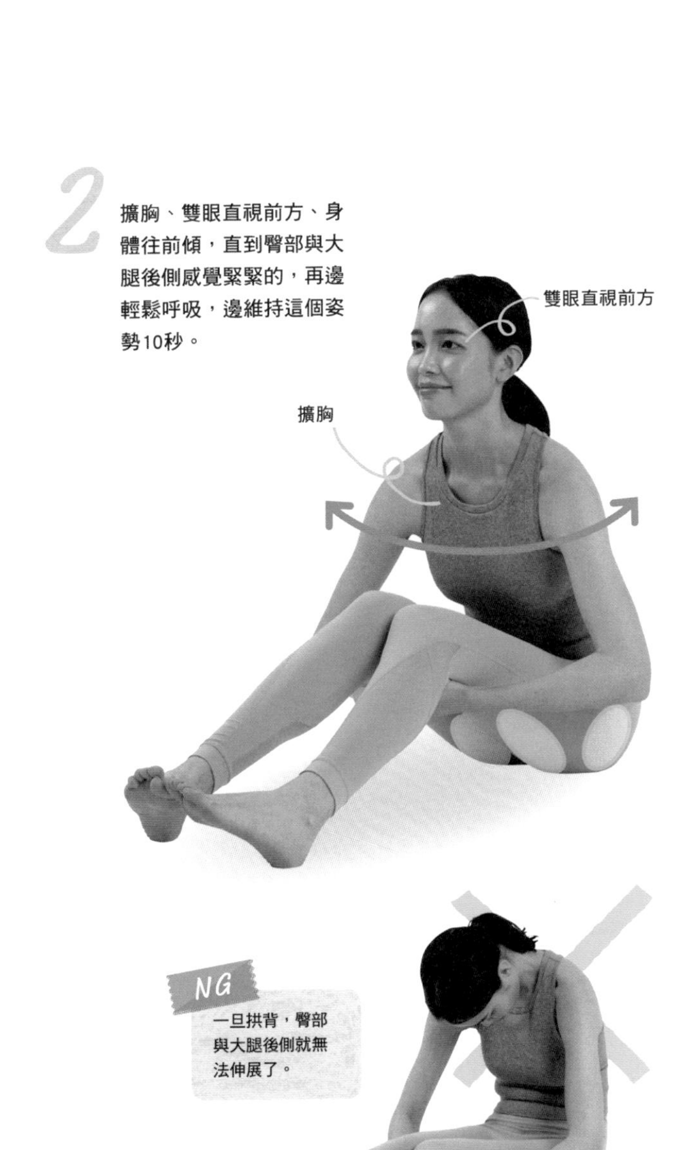

波浪腹肌伸展操

實踐日
第1天
第2天
第3天
第4天
第5天
第6天
休息

這是讓腹部肌肉伸展至極限的伸展操。除了能讓胸部往上提之外，還能讓腰部線條變得更纖細，連呼吸也變輕鬆了，還能加快腸道的蠕動。

1 坐在地板上，指尖朝前撐在背後。背部打直，膝蓋彎成直角，腳跟微微外擴，讓腳掌轉成八字型。

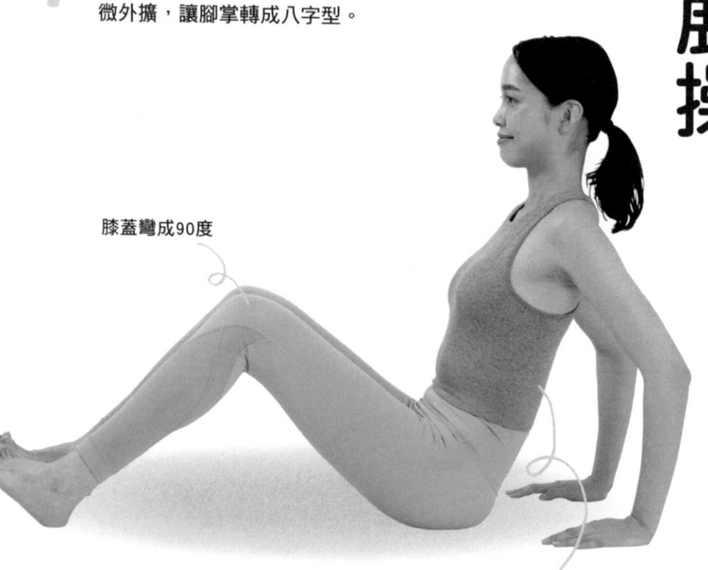

Point

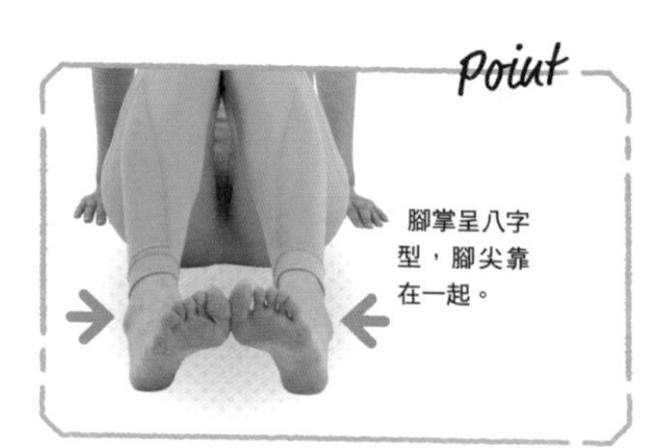

10秒 × 3組

影片在這裡！

伸展的部位

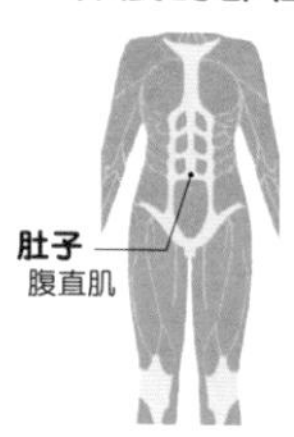

2 手肘打直，上半身往後仰，直到肚子的肌肉覺得緊緊的，再邊輕鬆地呼吸，邊維持這個姿勢 10秒。

視線朝上
胸部往上抬高
NG
臀部離開地面，軀幹就會出力，就很難伸展腹部肌肉了。

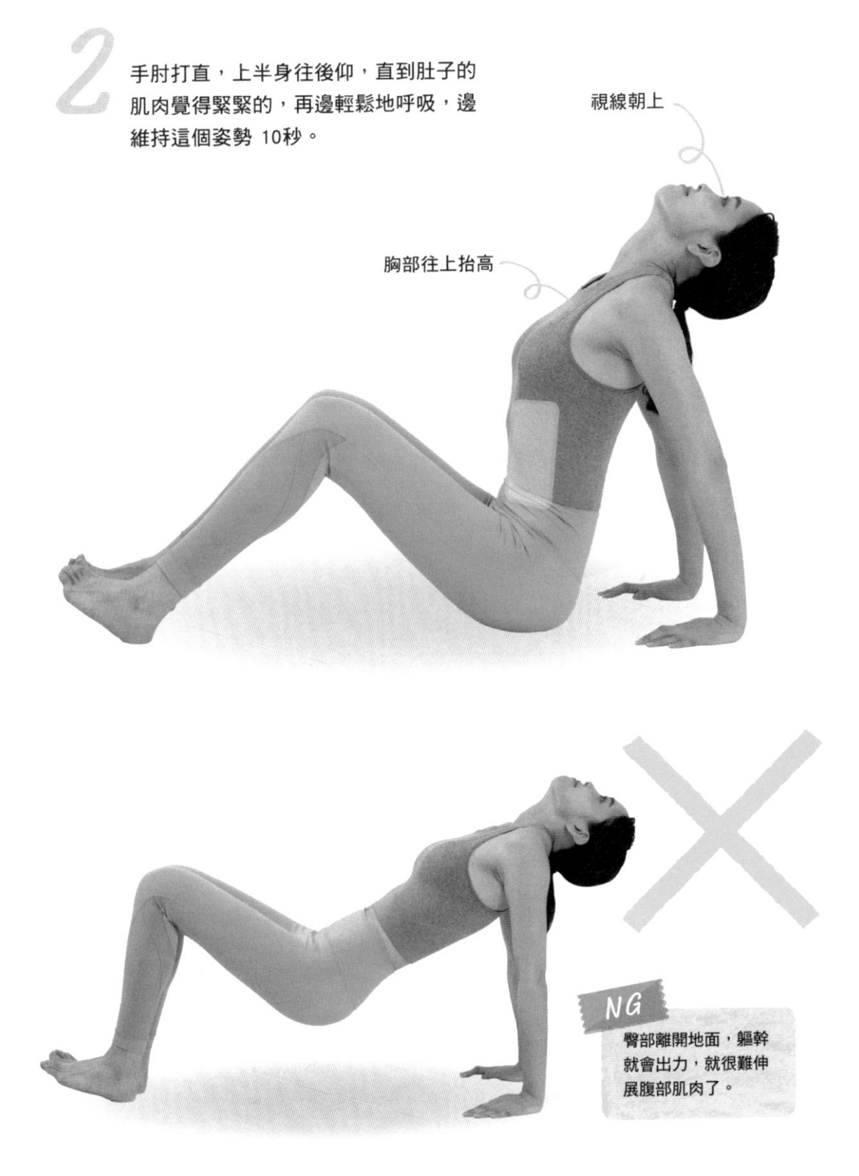

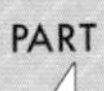

平常就要注意站姿與坐姿 儀態才會變得更美麗！

站姿

平常就注意姿勢，才能快速雕塑身材。重點在於由下而上依序調整姿勢，請依照①～⑦的順序一步步修正姿勢。

讓身體變老的站姿

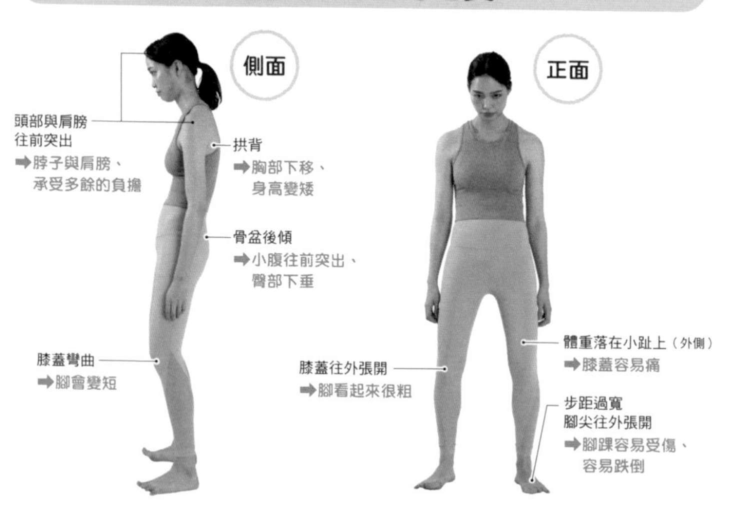

正確又美麗的站姿

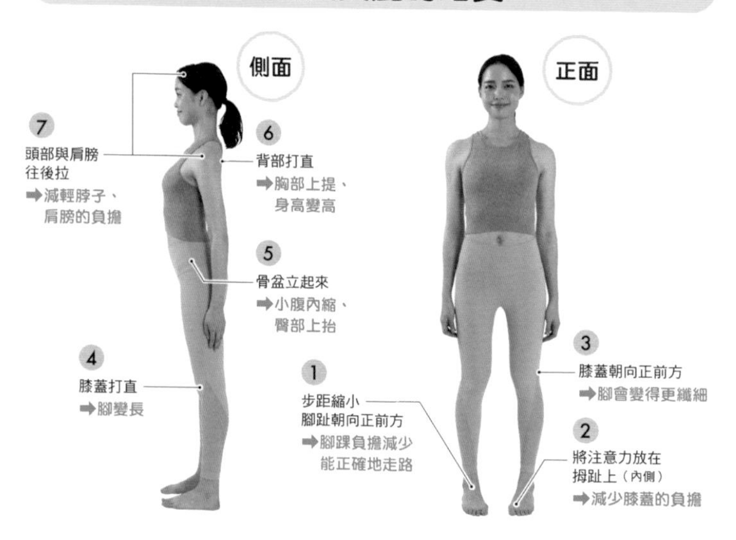

坐姿

一天中持續時間最長的姿勢就是坐姿了。除了要盡可能縮短坐著的時間，也要依照矯正站姿的方法，按①～⑦的順序由下而上，一步步矯正坐姿。

讓身體變老的坐姿

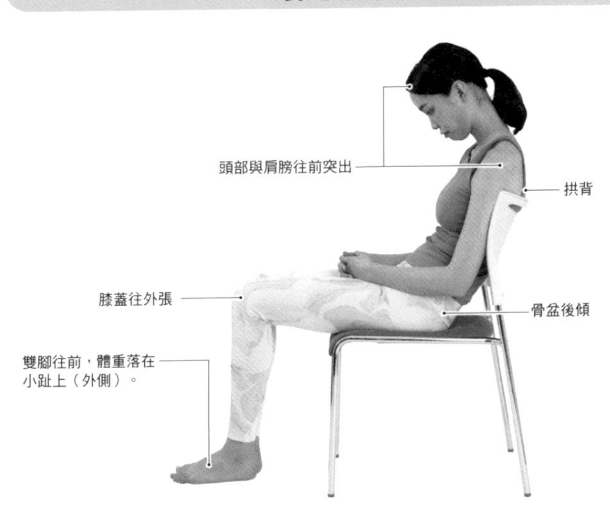

正確又美麗的坐姿

注意!
盤腿坐在地上會讓膝蓋往
外張、骨盆往後傾，以及
拱背，所以強烈建議要坐
在椅子或沙發上。
7
頭部與肩膀往後拉
6
打直背部，
讓胸部往上抬。
5
骨盆立起來
（稍微前傾）
4
膝蓋朝向正前方
3
體重落在拇趾上（內側）
2
縮小步距
1
將雙腳拉到
身體前方

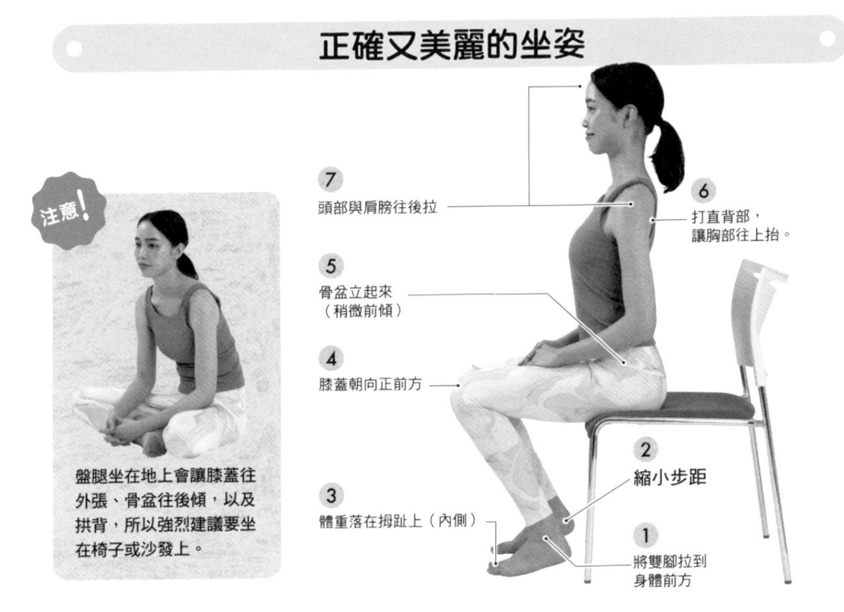

column

減重成功的祕訣在於最初的目標設定

每次想要減重時，挫折感總是一波波接踵而至。有這類感受的人大概會有兩種傾向：一是漫無目的、沒有任何計畫，只是想要「瘦下來」是很難維持減重的動力。「我要瘦下來，要在今年夏天穿上購物網上看到的可愛泳衣」「我想要追求喜歡的人，所以要瘦3公斤」「我希望可以穿上10年前的28腰牛仔褲」。只有設下這類具體目標，才能維持幹勁，一步步達成減重夢想。

另一種傾向就是好高鶩遠，也就是設定過於困難的目標。一般來說，每週減少0.5～1%的體重，也就是一個月減2～4%左右是最為理想的速度。所以，如果訂定的減重計畫快於這個速度，要不是因為達不到目標而放棄，就是目標雖然達成了，但肌肉量也跟著減少，沒過幾天就復胖了。一旦目標過於離譜，就會嚴格控制飲食，把自己搞得身心俱疲。所以，在決定減重前，一定要好好檢視目標。

PART 5

從內而外瘦得美麗的究極飲食控制法

能加速體現深蹲效果的，就是飲食控制。
不過，並不需要嚴格控制飲食。
讓我們一起學習瘦得美麗的飲食控制法，
在最短的時間內，獲得最大效果。

Improve one's diet

無油、無糖的飲食控制方式會抵銷重訓的效果

改善姿勢及重量訓練都能幫助我們擁有易瘦體質與健康美，至於能讓重訓更具效果的則是飲食控制。只要攝取的熱量比消耗的熱量少，體脂肪就會轉化成熱量被身體消耗掉。不過，也不能因此就盲目地減少飲食。過少的脂質與碳水化合物攝取反而會弄巧成拙，讓我們變得不健康、不漂亮。

脂質是合成細胞膜與女性荷爾的原料，也是相當重要的營養素，要是攝取不足的話就會導致女性荷爾蒙的分泌量減少、皮膚粗糙、月經不順、骨質密度下降，自律神經紊亂。攝取脂肪時，要是能與預防老化的脂溶性維生素A、D、E、K一起攝取的話，吸收的效率會更好。

極端減少醣質的攝取會導致儲藏於肌肉、肝臟的醣質枯竭，皮質醇（荷爾蒙的一種）就會開始分解肌肉，將肌肉轉換成醣質，以便拉高血糖質。如此一來，再怎麼重訓也很難增加肌肉量。此外，腦神經細胞的熱

量來源就是從醣類分解而來的葡萄糖，要是醣質的攝取量過低的話，就會在心理上及大腦認知功能上造成不良的影響，也容易變得煩燥、注意力渙散。錯誤的飲食控制會讓你累得半死，卻達不到減重的目標，也會讓你失去應有的健康與美麗，還請大家務必記住這點。

過度減少油與糖的攝取會弄巧成拙

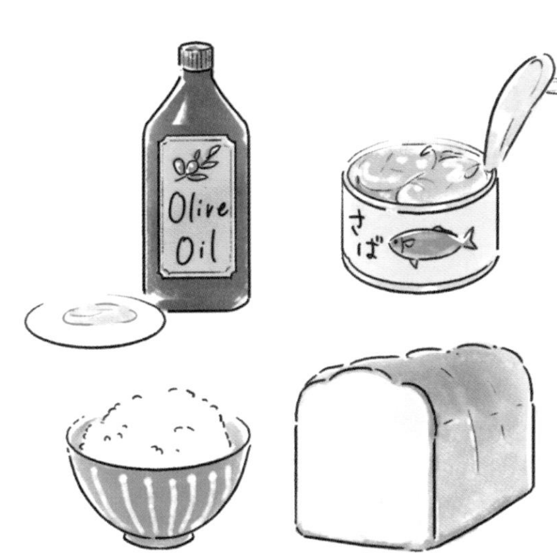

Improve one's diet

蛋白質是減重的關鍵

很多人在看到網路上或是電視上那些多到數不勝數的減重資訊後，會不知不覺地忘記最重要的減重基本知識。一如小學家政課所教的，日常三餐都應該均勻地攝取「能轉換成熱量的食物＝碳水化合物」「打造身體組織的食物＝蛋白質」與「調整身體狀況的食物＝維生素與礦物質」。讓我們重新檢視這些基本知識吧！

如果要重訓，就要重視蛋白質的攝取量，**因為若是蛋白質攝取不足，就無法長出肌肉，再怎麼練都只是徒勞無功**。早、中、晚三餐都必須攝取主菜。富含蛋白質的食材包括：肉類、魚類、雞蛋、大豆製品。比方說，在早餐時多吃雞蛋、納豆；在午餐或晚餐時多吃肉類與魚類這類主食。至於一天到底該攝取多少的蛋白質，可試著用「手掌」來測量。日常三餐應該盡可能地攝取能放滿雙手手掌的肉類、魚類、雞蛋和大豆製品，這樣的蛋白質攝取量才足夠。至於肉類與魚類的厚度則以手掌的厚度為準。

如果有得選，魚類料理會比肉類更加理想，因為魚油中富含Omega-3這種脂肪酸。這種脂肪酸能促進血液循環，減少發炎風險，穩定精神或是促進脂肪燃燒，是非常優質的油脂。外食或是在超商買便當時，建議大家可以毫不猶豫地挑選包含魚類的餐點。

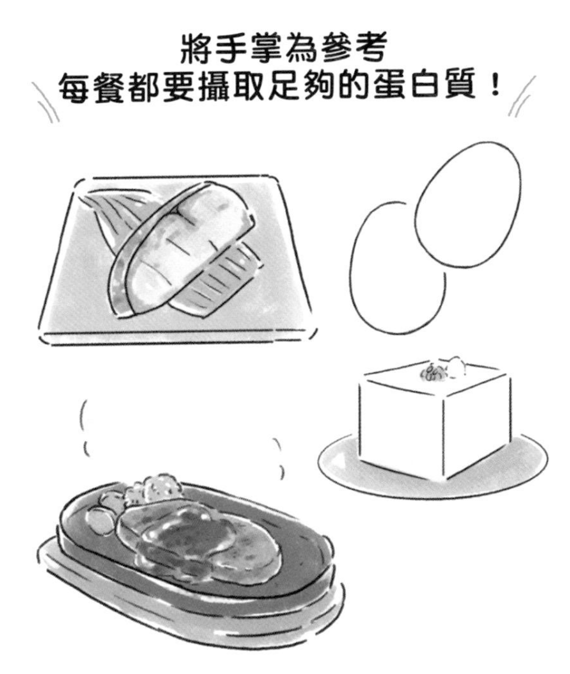

Improve one's diet

一天吃四餐是究極的減重飲食法

不管是誰，都會覺得控制飲食是件壓力很大的事情。「剝奪感」越重，心裡就越難以平衡。能有效減少剝奪感的方法就是增加每天的用餐次數。

請大家回顧一下每天的用餐時間。許多人應該會在6～7點時吃早餐，在12～13點吃午餐。換言之，就是在6小時內吃一餐。那麼，吃完午餐後，要等多久才會吃晚餐呢？如果是回家再吃的話，往往都是七點後才吃得到，八點或是九點才吃晚餐的人也所在多有。換言之，超過6小時沒有進食了。餐與餐之間的時間拖得越久，血糖值就會降得越多，空腹感也會更強烈，肌肉也會在這段時間分解。在這個狀態下如果暴飲暴食，血糖值就會急速上升，更容易讓血糖轉換成體脂肪。

因此，**建議大家在午餐與晚餐之間吃點零食，比方說，在下午4點吃點東西**。但此時不是吃三餐以外的食物，而是吃午餐便當中沒吃完的食物；或是利用晚餐的主食做個飯糰，然後在晚餐前先吃這個飯糰。建議大家將一日三餐改成一日四餐，避免餐與餐之間的時間拉得太長。光是這樣的調整就能避免血糖上下震盪、肌肉遭到分解，也能避免因為空腹而暴飲暴食。

在進食量沒改變的情況下
增加進食的次數！

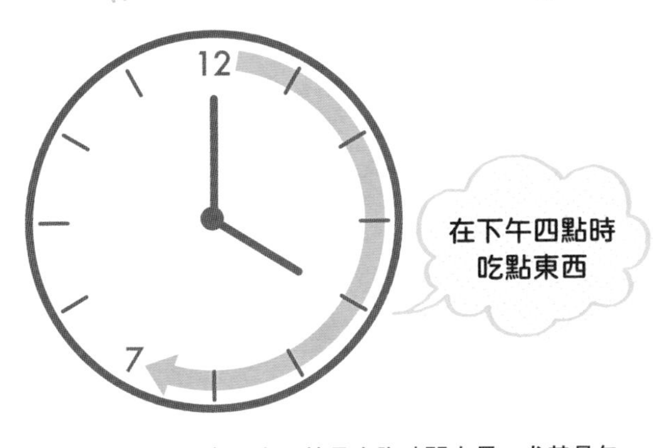

造成暴飲暴食的主因之一就是空腹時間太長。尤其是午餐與晚餐間隔太久，導致血糖降低，讓我們食慾大增。將一天三餐改成四餐後，既能讓血糖值保持穩定，也能避免我們因為突如其來的食慾而暴飲暴食。

Improve one's diet

在超市或是超商買零食時盡可能挑選高蛋白質的商品

雖然剛剛提到「午餐可以留一點，等到四點再吃」，但如果是外食的話，就很難做得到這一點。此時建議大家可以午餐少吃一點，然後在下午四點左右吃些高蛋白質的零食。一般來說，一天所需的蛋白質量大約是體重的1.2倍，單位是公克。假設體重為60公斤，那就是攝取72公克的蛋白質。每100公克的肉類或魚類約有20公克的蛋白質，所以在午餐與晚餐各攝取150公克的肉類或魚類，就可以攝取到約60公克的蛋白質，假設早餐也吃了雞蛋或是納豆，那麼就能滿足一天的蛋白質攝取量了。

假設決定午餐或晚餐吃少一點，建議選擇蛋白質含量達10～15公克的零食。比方說，高蛋白棒、希臘優格、高蛋白飲料。這些產品的優點在於能幫助我們補充蛋白質，但卻不會攝取到多餘的熱量。不過，不能只靠這些商品來滿足一天的蛋白質所需，因為這些蛋白質需要一定的時間來消化，與能迅速消化、吸收的醣質截然不同。女性的話，一次最多能吸收30公克左右的蛋白質，如果過量的話會對消化器官造成負擔，所以請將這些商品當成零食就好。

重點在於讓血液隨時含有打造肌肉的原料。要想避免肌肉分解，就要靈活地運用零食來補充蛋白質。

理想的零食如下

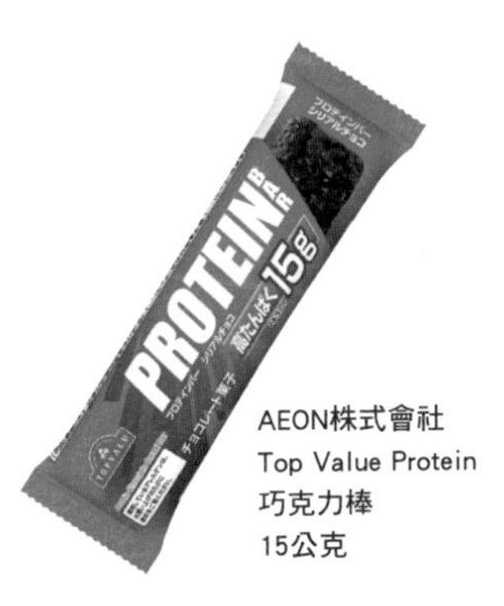

AEON株式會社
Top Value Protein
巧克力棒
15公克

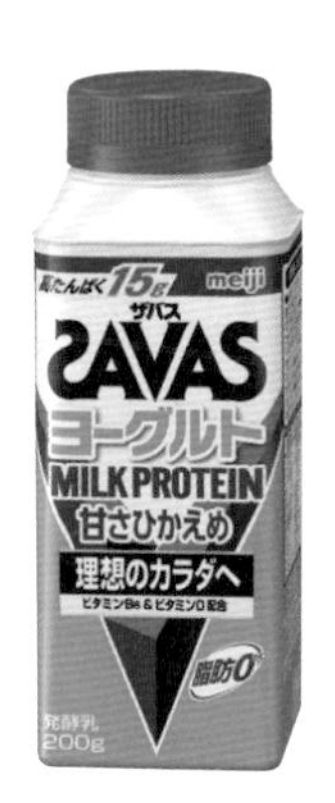

明治株式會社
SAVAS MILK PROTEIN
零脂肪優格
低糖200公克

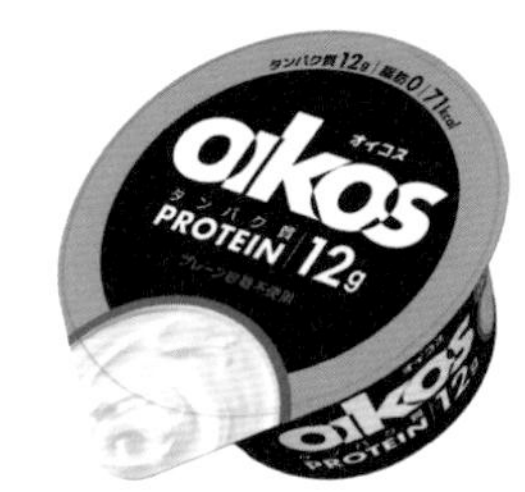

DANONE Japan株式會社
okios零脂肪
原味無糖

*商品的包裝可能不同。

Improve one's diet

一天攝取2公升的水！咖啡、綠茶與酒類不算

以成人為例，人體約有六成是水。證據之一就是，只要有水，大概可以存活10天；如果沒水，3天就會死掉。就這點而言，水是身體最需要的營養素，比其他營養素都來得重要。有些女性很愛說「我連喝水都會胖」，但其實身體是無法吸收過多的水份的。攝取太多的鹽會讓身體出現水腫，絕對不是因為喝水而變胖，更何況**必須攝取足夠的水份才能減重成功**。

比方說，如果在餐與餐之間覺得有點餓，可以先喝水解決。有時候我們會把想喝水的慾望當食慾，所以只要喝了水就不覺得餓時，就知道身體想要的是水而不是食物了。此外，水份攝取不足的話，會讓血液變得濃稠，使血液循環變差。血管是分佈於皮膚、肌肉之間的，因此水份攝取不足也會讓皮膚與肌肉失去彈性。

一般來說，每天至少應該攝取2公升的水。除了喝水外，也可以將湯

品作為水份的來源。每餐都喝上一碗湯與一杯水，大概就能補充500cc左右的水。要注意的是，含咖啡因的咖啡和綠茶都具有利尿效果，所以不管喝了多少咖啡或綠茶，都不能計算在內。酒精亦然。最建議的就是飲用能讓胃部充滿泡泡的氣泡水（無糖的碳酸水）。

能補充水份的飲料

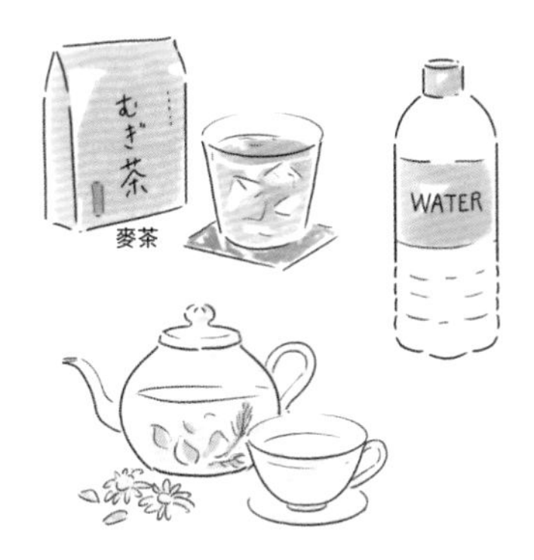

多攝取零卡路里、零咖啡因、零酒精的飲料。

不能補充水份的飲料

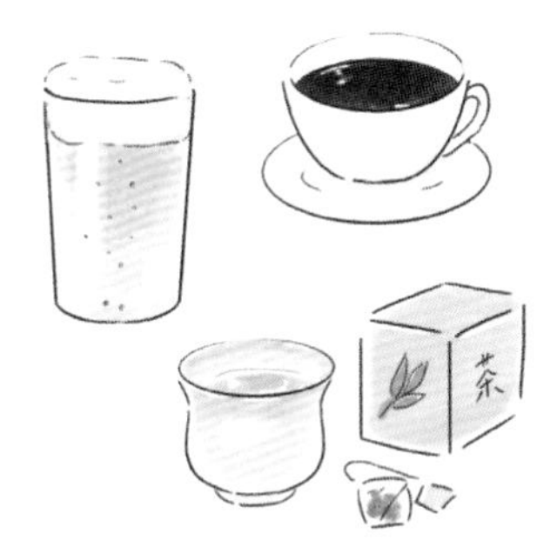

盡可能不要攝取含有利尿效果的酒精或是咖啡因飲料。

Improve one's diet

菇類、海藻類的膳食纖維有助於減重

醣質、蛋白質、脂質、維生素、礦物質都是維持生命所需的營養素，但除了這些營養素外，**還有一種對於減重很有幫助的營養素，那就是被譽為第六營養素的——膳食纖維**。由於菇類、海藻、蒟蒻都富含膳食纖維，所以建議大家可以多攝取以這類食材。

膳食纖維的熱量很低，但卻能填飽肚子。人體沒有消化吸收膳食纖維的酵素，所以吸水膨脹後的膳食纖維在進入消化器官後，會讓我們很有飽足感。此外，膳食纖維分為水溶性與非水溶性兩種，海藻的水溶性膳食纖維有排出膽固醇、避免血糖上升的效果。菇類與蒟蒻的非水溶性膳食纖維則可以增加糞便的體積，能有效改善便祕。最近的研究指出，膳食纖維是腸道好菌的糧食，所以能整頓腸道環境與促進脂肪燃燒，還能製造許多促進健康的物質。

順帶一提，**含有「難消化麥芽糊精」這種水溶性膳食纖維的飲料，最近蔚為風尚，但其實食材中的膳食纖維更能快速排出膽固醇，及促進排便**。更重要的是——咀嚼為能讓我們覺得吃飽了。所以，從食物中攝取膳食纖維才是最理想的。

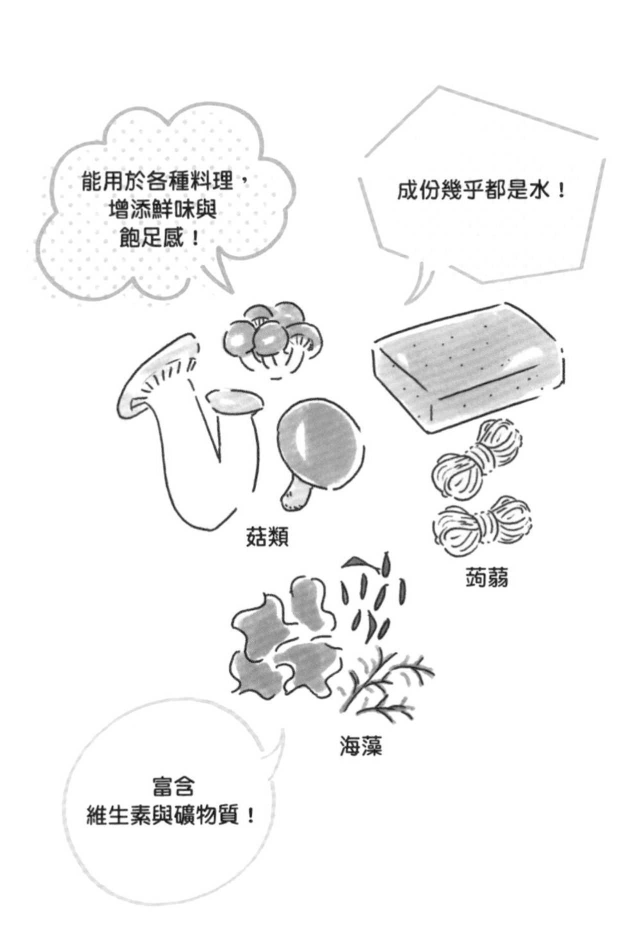

Improve one's diet

該減少的不是醣質而是糖類

減醣飲食可讓體重快速下降，但卻無法減少體脂肪。醣質進入肌肉或肝臟時，會同時帶入3倍的水份，也就是說每吸收1公克的醣質就需要3公克的水。當體內的醣質下降時，水份也會跟著減少，體重當然也就跟著下降了。但這並不代表減重成功。

話說回來，當血糖值降得太低時，不管吃再多的肉或是蔬菜，大腦都無法得到足夠的熱量；反而會更想攝取醣質。此外，**當血糖值持續下降、皮質醇不斷分泌的話，肌肉量就會減少，連帶著基礎代謝率也會跟著下降。當這兩種現象出現時，就會復胖**，因為這麼一來，就會變成代謝低落的易胖體質，而且也很難控制住食慾。

攝取過多的醣質的確會讓血糖上升，加速體脂肪的累積。不過，最快合成體脂肪的是醣質中的「糖類」。最具代表性的就是澱粉、砂糖或果糖這類糖類。糖類的分子較小，會讓血糖突然上升，加速體脂肪合成；

接著會讓血糖質突然下降，讓我們覺得肚子餓，很想吃東西。換言之，**該減少攝取的不是醣質，而是糖類。每餐只吃一碗飯，或是兩片吐司，盡可能不要喝甜甜的飲料及吃甜點，才是正確的飲食控制方式**。

碳水化合物、醣質、糖類的相關性

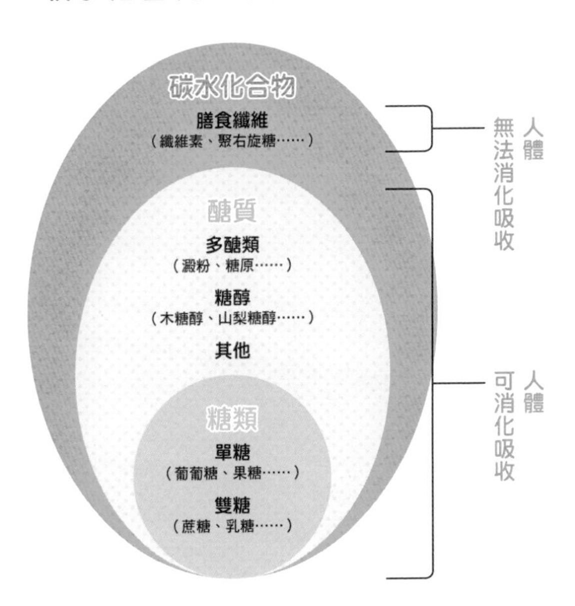

碳水化合物中，能被吸收轉換成熱量的是醣質。能變成小分子、被快速吸收的則是糖類。我們應適度攝取身體所需的醣質，並減少讓血糖快速上升的糖類。

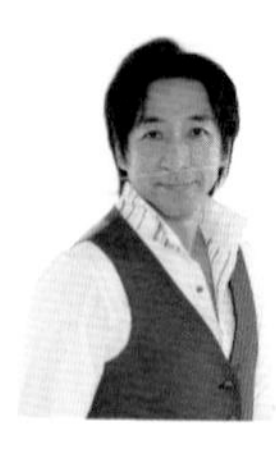

坂詰真二

1966年生於新潟縣，畢業於橫濱市立大學文理學部，為「運動與科學」代表、NSCA認證肌力與體能教練、橫濱YMCA體育專科學校講師，指導過多位運動員與模特兒。於體育專科學校擔任講師之餘，還於雜誌《Tarzan》（Magazine House）等各種媒體擔任運動指導，或監修相關內容。著作眾多，其中《深蹲法則：3日1次．1次3分的科學運動法，燃燒體脂肪X增長肌肉量！》（尖端）系列，累計銷量超過27萬本。

BOOK STAFF

裝幀・設計	日笠榛佳、酒井好乃（I'll Products）
插畫	miya
編輯	森田有紀、塩屋雅之（オフィスアビ）
協助執筆	石飛カノ
模特兒	久美（CRUVA management）
妝髮師	吉岡玲奈（P.6-9）
造型師	梶本美代子
攝影	天野憲仁（日本文芸社）
動畫編輯	藤澤龍弥
協助攝影	横浜YMCAスポーツ専門学校
服裝提供	NERGY（ジュンカスタマーサービスセンター） 70120-298-133 KIT https://www.kitstore.jp

一日三分でおなかも脚も細くなる女子のスクワット
1 NICHI 3 PUN DE ONAKAMO ASHIMO HOSOKUNARU JOSHI NO SQUAT

1天3分鐘
找回纖細腰腿的女子深蹲操

出　　版／楓葉社文化事業有限公司
地　　址／新北市板橋區信義路163巷3號10樓
郵政劃撥／19907596 楓書坊文化出版社
網　　址／www.maplebook.com.tw
電　　話／02-2957-6096
傳　　真／02-2957-6435
作　　者／坂詰真二
翻　　譯／許郁文
責任編輯／陳鴻銘
港澳經銷／泛華發行代理有限公司
定　　價／350元
出版日期／2024年4月

國家圖書館出版品預行編目資料

1天3分鐘 找回纖細腰腿的女子深蹲操 / 坂詰真二作；許郁文譯. -- 初版. -- 新北市：楓葉社文化事業有限公司, 2024.04
面；　公分
ISBN 978-986-370-666-3（平裝）
1. 減重　2. 健身運動
411.94　　113002148